蛤蚧

王 肃 编著

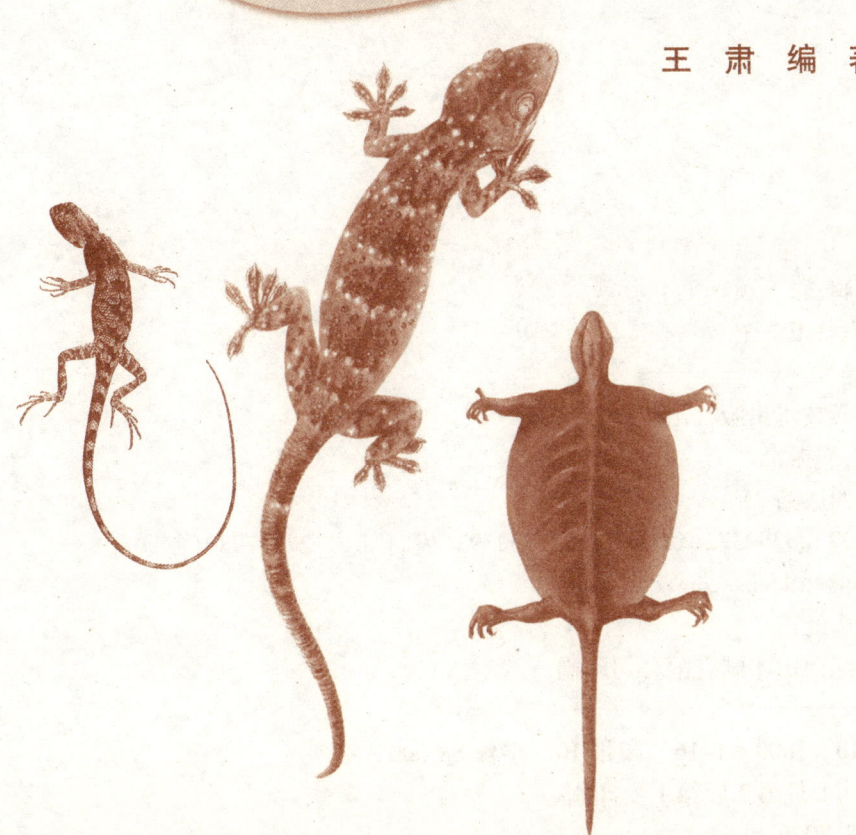

天津科学技术出版社

图书在版编目（CIP）数据

蛤蚧/王肃编著.—天津：天津科学技术出版社，2005
（十大名中药丛书）
ISBN 978-7-5308-3926-3

Ⅰ．蛤… Ⅱ．王… Ⅲ．蛤蚧—基本知识 Ⅳ．R282.74

中国版本图书馆CIP数据核字（2005）第022166号

责任编辑：张　颖　王　彤
责任印制：王　莹

天津科学技术出版社出版
出版人：胡振泰
天津市西康路35号　邮编 300051
电话(022)23332372(编辑室)　23332393(发行部)　27217980(邮购部)
网址 www.tjkjcbs.com.cn
新华书店经销
北京世纪雨田印刷有限公司印刷

开本 710×1000　1/16　印张 10　字数 88 000
2009年11月第2版第1次印刷
定价：18.80元

前 言

动物药在中医临床中应用很广泛。蛤蚧作为重要的药用动物,其名在汉代就有记载,其应用于临床,可上溯至宋代。

蛤蚧具有补肺气、益精血、助阳道、定喘止咳等功能,广泛用于治疗虚劳喘咳、咯血、肺结核、神经衰弱、阳痿早泄、老人气虚等疾病。用蛤蚧为主炮制的各类型蛤蚧酒,畅销国内外;蛤蚧系列的中成药,如蛤蚧大补丸、蛤蚧定喘丸等,种类繁多,不胜枚举。

随着人们生活水平的提高,健康意识的增强,有服用中药以求强身健体,预防疾病,延年益寿,提高生活质量的要求。但限于对中药不甚了解,有盲目服用补益中药的倾向。中药在使用时应以中医理论为依据,以中医辨证,中药药性、归经及药效为根本,掌握药物使用的适应证。蛤蚧作为名贵动物药,因其补益肺肾、可壮阳等作用而应用广泛。而若不辨证施治或恣意服用可损害身体。

蛤蚧药源紧张,市场上混淆品较多,本书通过介绍蛤蚧的历史溯源、生物学特性、鉴别要点及易混淆品的特点以提供蛤蚧的选购依据。

本书详细介绍蛤蚧的药用加工、现代药理研究、常用制剂、临床应用评价、药膳食疗等内容,分章节加以论述,以求内容翔实,对盲目服中药、乱进补的做法,给予一个清楚认识和正确方法。

古方今选一节开阔了现代蛤蚧药用的适应范围。书中还收录了蛤蚧为主要药物的中成药,记录其药物组成、功效及适应证,为中成药的合理选用提供方便。

近年,国内外市场对蛤蚧的需求量不断增加,蛤蚧价格也不断上涨。由于对天然蛤蚧的长期捕捉,蛤蚧资源已日益减少,发展人工养殖是惟一的出路。我国生物学家不断通过研究蛤蚧生长的地理环境、生活习性、繁殖情况,为人工养殖提供科学依据。早在20世纪50年代后期,我国就曾进行了蛤蚧人工饲养的试验,以期变野生为家养、家繁,借以增加产量。60年代,广西、广东的一些地区对蛤蚧的人工饲养进行了小规模的试验,但无多大进展;至70年代许多产区开展的养殖试验,探索了一些方法,极大推动了蛤蚧养殖技术的发展。本书对蛤蚧的养殖也有所介绍,期望可推动蛤蚧的养殖,缓解药源的紧张。

本书力求具初中以上文化程度的人能读懂,对一些引用的文献,在原文后做了通俗性解释。撰写本书的资料主要来源于近几年的学术期刊及部分书籍,没能逐一标注,请原谅。由于编者精力、水平有限,疏漏谬误之处在所难免,恳请读者、专家、学者不吝指教。本书编写过程中得到了中国中医研究院2000级硕士研究生班各位同学的支持,在此表示感谢。

编　者

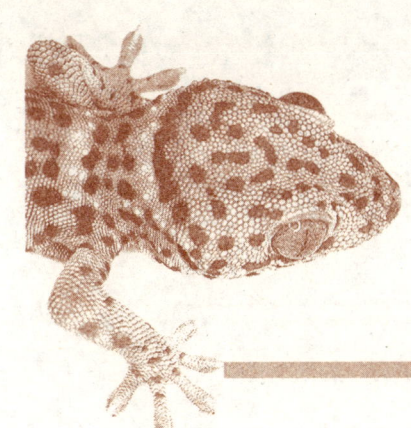

目　录

异名 …………………………………………………（1）

命名 …………………………………………………（3）

一、蛤蚧的来源和传说 ……………………………（5）

　（一）蛤蚧的产地 …………………………………（5）

　（二）蛤蚧的形态 …………………………………（6）

　（三）广西的蛤蚧分布 ……………………………（7）

　（四）蛤蚧的栖息环境和生活习性 ………………（8）

　（五）蛤蚧的奇特尾巴 ……………………………（9）

　（六）蛤蚧的传说 …………………………………（11）

二、蛤蚧的品种分类 ………………………………（13）

　（一）产地不同，品种各异 ………………………（13）

　（二）蛤蚧的商品规格 ……………………………（16）

　（三）蛤蚧的家庭贮藏 ……………………………（17）

三、怎样识辨蛤蚧的真伪 ……………………………………（18）
    （一）看蛤蚧的外观以辨别伪品 …………………………（18）
    （二）蛤蚧的显微鉴别 ……………………………………（27）
    （三）蛤蚧的理化鉴别 ……………………………………（29）

四、蛤蚧的现代研究 …………………………………………（36）
    （一）蛤蚧的化学成分 ……………………………………（36）
    （二）蛤蚧的药理研究 ……………………………………（41）

五、蛤蚧的炮制 ………………………………………………（50）
    （一）蛤蚧的药用部位 ……………………………………（51）
    （二）蛤蚧药用部位的现代研究 …………………………（52）
    （三）蛤蚧的炮制方法 ……………………………………（53）

六、蛤蚧的功效与临床应用 …………………………………（61）
    （一）蛤蚧的功能主治 ……………………………………（61）
    （二）蛤蚧的配伍应用 ……………………………………（64）
    （三）蛤蚧的药用剂型 ……………………………………（68）
    （四）蛤蚧的服用方法 ……………………………………（70）
    （五）蛤蚧的临床应用 ……………………………………（71）
    （六）蛤蚧的其他经验方 …………………………………（85）

七、常用古方今选 ……………………………………………（102）
    （一）治疗肺痿、久咳方 …………………………………（102）
    （二）治疗肺痈方 …………………………………………（107）
    （三）治疗肺痨（肺结核）方 ……………………………（108）
    （四）治疗脾胃气攻心刺痛方 ……………………………（109）

（五）治疗产后气喘、气血将脱方 …………………… (109)
　（六）治疗失音方 ……………………………………… (110)
　（七）治疗肾消方 ……………………………………… (111)
　（八）治疗喘咳浮肿方 ………………………………… (111)
　（九）治疗湿痰方 ……………………………………… (112)
　（十）治疗颈下猝生结囊，欲成瘿方 ………………… (112)
　（十一）治疗白癜点珠方 ……………………………… (113)
　（十二）治疗瘫痪秘方 ………………………………… (113)
　（十三）医案举例 ……………………………………… (114)

八、蛤蚧的药膳食疗方 ………………………………… (116)
　（一）药膳概说 ………………………………………… (116)
　（二）蛤蚧的药膳食疗 ………………………………… (117)

九、蛤蚧的养殖技术 …………………………………… (135)
　（一）概述 ……………………………………………… (135)
　（二）蛤蚧的生活习性 ………………………………… (137)
　（三）蛤蚧的捕捉 ……………………………………… (141)
　（四）蛤蚧的饲养 ……………………………………… (143)
　（五）蛤蚧的繁殖 ……………………………………… (147)
　（六）疾病的防治 ……………………………………… (148)
　（七）采收加工 ………………………………………… (149)

附录　便于记忆蛤蚧歌 ………………………………… (151)

异 名

蛤蚧是古代蜥蜴类的后裔,自古称谓很多。或以鸣叫声而命名,或以外形而命名,或以生活习居地而命名,又有以功效而命名的。

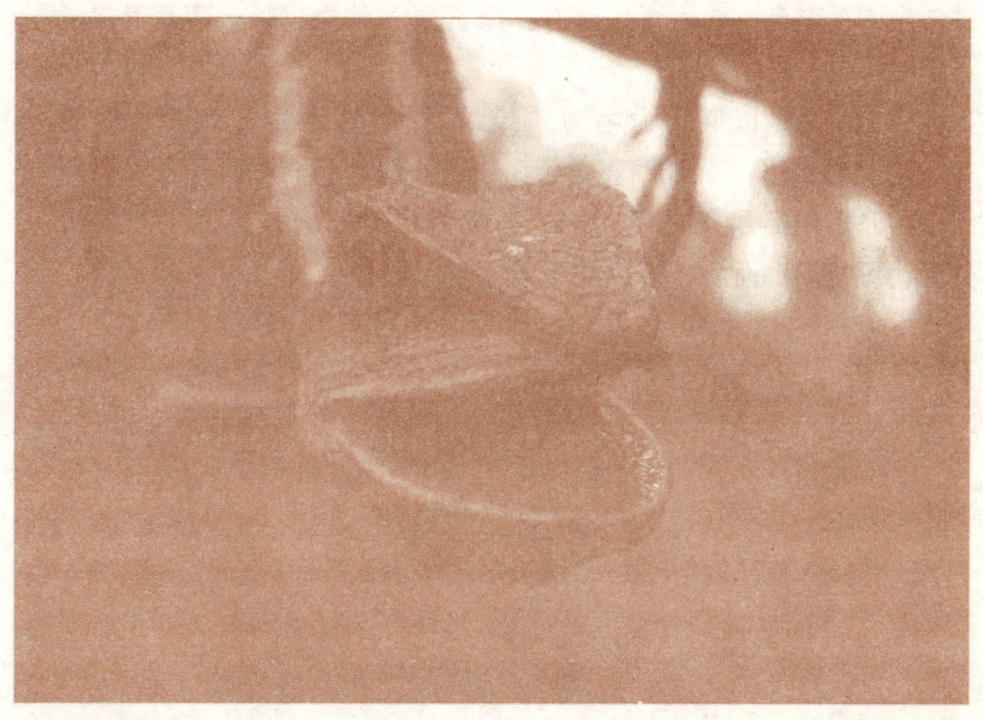

《本草纲目》释名说:"蛤蟹[日华]。仙蟾[志曰]一雌一雄,常自呼其名。[时珍曰]蛤蚧因声而名,仙蟾因形而名。岭南人呼蛙为蛤,又因其首如蛙、蟾也。雷斆以雄为蛤,以雌为蚧,亦通。"在《本草纲目》中就记述了蛤蚧有很多名称,如《日华子本草》将其命名为"蛤蟹",又称仙蟾。时珍更是直接指出,以其鸣叫的声音而得名蛤蚧，是因为蛤蚧的头形状与蛙相似，而叫"仙蟾"，雄为蛤，雌为蚧。《广西中药志》将其称为"德多"、"握儿"、"石芽"、"蛤蛇"。《中药志》将其称为"大壁虎"。另外还有将其称为"对蛤蚧"、"多格"、"蛤蚧干"、"蛤蚧蛇"等等。清代范端昂在《粤中见闻》中说："常自呼其名……捕得其雌雄合者，益阳，一名吉度蛇。"

《经疏》指出："咳嗽由风寒外邪者不宜用。出广南。首如蟾蜍，背绿色斑点如锦纹。雄为蛤，（鸣声亦然，因声而名），皮粗口大，身小尾长。雌性为蚧，皮细口尖身大尾小。雌雄相呼，屡日乃交，两两相抱，捕者擎之，虽死不开。房术用之甚效，不论牝牡者只可入杂药。口含少许，奔走不喘者真，药力在尾（见人捕之，辄自噬断其尾，尾不全者不效）。"

综上所述，以叫声命名为"蛤蚧"；以外形命名为"大壁虎"、"仙蟾"、"蛤蟹"；因蛤蚧多居于山岩、石缝、石洞中而得名"石芽"；因使用时多用蛤蚧干而名；蛤蚧多绑为成对出售，多称"对蛤蚧"；又因功可益阳，而名"吉度蛇"等。

命 名

蛤蚧（gekko gecko），又称大壁虎，属爬行纲（reptilia），有鳞目（squamata）、蜥蜴亚目（lacertilia），壁虎科（gekkonida e）动物，现为我国二级保护动物。蛤蚧除去内脏的干燥体，为我国常用名贵中药之一。因有补肺肾、定咳喘的功用，为治疗虚劳咳喘的要药而名扬四海。

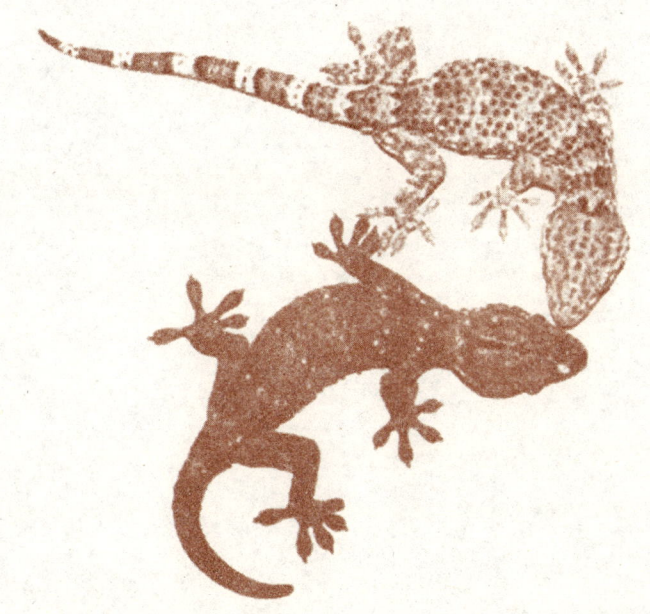

"蛤蚧"始载的说法至今大体有三种，第一种：载于宋代的《开宝本草》，这种考证已经被1961年出版的《中药志》等多数文献所承认并被引用。第二种：赵民昌编著的《名贵中药材鉴别》一书称其始

载于唐代的《海药本草》。第三种：《中药大辞典》中颜正华主编的《中药学》认为首载于《雷公炮炙论》。在这三种说法中，第一种说法错误地将明代李时珍在《本草纲目》蛤蚧项下所注的"宋开宝"理解为始载，故不妥。第二种说法，据《重修政和经史政类备用本草》中蛤蚧项下既引唐《海药本草》，又引用了南北朝《雷公炮炙论》的有关记述，因而也不可苟同。由此可以认为，作为本草文献的始载，第三种说法即始载于《雷公炮炙论》较为合理。

另作为"蛤蚧"一名，观历代本草，其中有"杨雄（汉代，成都人，公元前53年至18年）"《方言》云，"桂林之中能鸣者俗谓之蛤蚧……"故"蛤蚧"一名可以追溯到汉代甚至更早。

一、蛤蚧的来源和传说

（一）蛤蚧的产地

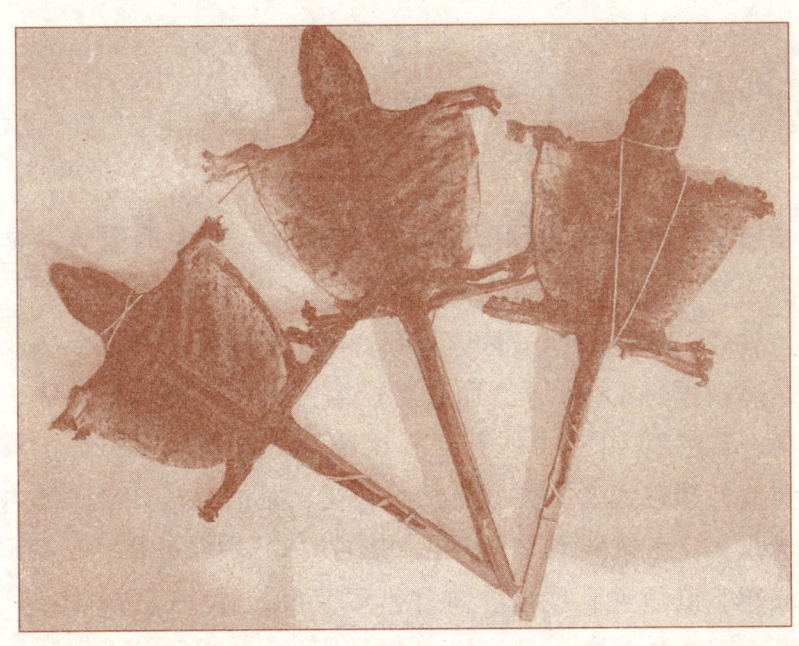

　　蛤蚧是一种喜欢温暖，惧怕寒冷的动物。明代中草药的经典之作《本草纲目》集解中记录了蛤蚧的中国产地："［志曰］蛤蚧生岭南山谷，及城墙或大树间。……杨雄《方言》云：桂林之中，守宫能鸣者，俗谓之蛤蚧。盖相似也。……［珣曰］生广南水中，夜即居于榕树上，雌雄相随，投一获二。近日西路亦有之，……广西横州甚多蛤蚧。"经调查，蛤蚧仅见于我国广西、广东、海南、福建、云南和台湾等省区的石山中。主产于广西龙州、崇左、扶绥、大新、天等、隆安、凭祥、宁明、马山、武鸣、平果、田东、田阳、德保、靖西、都安等地。目前广西、江苏等省区已经有人工养殖蛤蚧。国外主要产地分布于印度、缅甸、泰国、越南、马来西亚、印尼等东南亚诸国。蛤蚧喜欢居住于山岩、石缝、石洞或树洞内。蛤蚧为适应生存环境，在它的脚趾下生长有吸盘，可以牢固地吸附在物体上产生很强的吸力，这样就有助于蛤蚧的攀岩走壁，且其栖息时常头部向下，种种生理条件和生活习性决定了蛤蚧可在石头较多的环境中生存。

（二）蛤蚧的形态

蛤蚧是陆栖的爬行动物。形如大壁虎，全长约34厘米。体尾约等长，头呈扁三角形，吻端凸缘，眼大而突出。鼻孔近吻端，耳孔椭圆形；上唇鳞12~14，第一片达鼻孔；吻鳞宽，不达鼻孔。头及背面鳞细小，尾鳞排列成环状；大而突起的鳞片成行地镶嵌在小鳞片中，分布在躯干部的有10~12纵行；在尾部的有6行；尾侧有3对隆起的鳞；胸腹部鳞较大，排列成覆瓦状。指、趾间具蹼；指趾膨大，第一指趾无爪，余者末端均具有小爪。雄性有20余枚股孔，左右相连；尾基部较粗，肛后囊孔明显。体背为紫灰色，有砖红色及蓝灰色斑点。尾易断，有再生能力。

（三）广西的蛤蚧分布

广西的地理环境极易适合蛤蚧的生长，蛤蚧资源十分丰富，每年都有大量活体蛤蚧或加工成中药材，如蛤蚧酒、蛤蚧精、蛤蚧定喘丸等产品供外贸出口。广西位于我国南疆，东、北、西三面分别与广东、湖南、贵州、云南四省接壤。西南面与越南交界，南临北部湾，地处北纬20°54′至26°23′、东经104°28′至112°04′，北回归线横贯广西中部。广西属亚热带湿润季风气候，夏热而冬暖，年均气温在17～23℃之间，全年雨量充沛，年均降雨量为1 520毫米。广西气候的特点是南北温差较大，桂南夏季较长，基本无冬季；而桂北气温较低，冬天可见霜雪。全区总面积约为236 600平方公里，区内地形大致是西北高，东南低，四周山岭绵延，石山林立，中部多为岩溶丘陵和平原，故有广西盆地之称。境内素以多山著称，尤以石灰岩所形成的石山引人注目，喀斯特地貌极为典型，分布面积很广，约占总面的一半以上，达122 000平方公里，遍布全区8个行政区的各县（市）内，是我国岩熔分布最广的省区。这些石山大多拔地而起，形成群峰高耸，悬岩峭壁的岩溶地形地貌，石壁上常具有大小不等的石缝和洞穴，因而形成蛤蚧生存的极优越的生态环境和栖息繁殖场所。

有关研究机构和学者通过各种途径和方法对广西蛤蚧分布情况进行调查研究。调查结果认为蛤蚧在广西分布范围极为广泛，在广西8个地区内，全部都有蛤蚧分布，经过进一步调查发现，地处桂东北靠近梧州地区的乎乐县亦有个别乡（镇），如源头镇和同安镇也有少量蛤蚧分布。其余南宁、百色、河池、梧州、钦州、柳州、玉林等7个地区都有蛤蚧分布。广西蛤蚧的分布区中，以南宁、百色和河池3个地区蛤蚧分布最广，数量也最多，是广西蛤蚧的主要产区和分布区；

梧州和玉林地区次之，柳州和钦州地区最少，桂林地区则仅有乎乐县的个别乡（镇）有少量分布。蛤蚧的分布主要受栖息环境和气候条件两方面因素的影响和制约，即蛤蚧的栖息地必须是石山，土山丘陵地都没有发现蛤蚧分布。

蛤蚧生活在石山区，藏身于石山的石缝、石洞里，昼伏夜出。1995年有人根据蛤蚧在每年3~11月的活动期内晚上有鸣叫，且雌雄成年均有鸣叫的特点，利用鸣叫则可进行间接数量统计的方法，调查了广西蛤蚧的数量。

（四）蛤蚧的栖息环境和生活习性

《本草纲目》中记载："蛤蚧生岭南山谷，及城墙或大树间，……多巢于榕木及城楼间。"

蛤蚧全都栖息在石灰岩石山中，尤其喜欢栖息在陡峭石壁的石缝内，且多选择在比较通风、干燥的石缝或洞穴。其周围一般都有稀疏的小树枝掩盖洞口，避免日光的直射，大多数情况下，蛤蚧所栖息的石缝呈上下垂直的方向，这可能是为了减少雨水流入缝穴内。蛤蚧与壁虎科其他动物一样，为夜行性动物。一般白天隐伏在石洞或石缝内，黄昏后开始出来活动觅食，捕食各类昆虫及蛾类。蛤蚧捕食时要慢慢地爬近食物，当达到一定距离看清食物后，便以极快的速度扑咬上去，一口将食物咬住吞下，若遇较大的猎物时，则以口死死咬住不放，直致其死亡，并常有头部扭动和左右摇摆的动作以助食物吞入体内。蛤蚧有极强的耐饥饿能力。有科学工作者观察到，有的幼小蛤蚧停食达210天以上而不死的记录，但极度饥饿的蛤蚧曾有吞食自产蛤蚧卵和幼体的情况。

"雌雄相随，日暮则鸣。或云鸣一声是一年者，……牝牡上下相呼，累日，情恰乃交。"说明蛤蚧是在夜间活动的，不同年龄鸣叫声音不同。雌雄互相鸣叫，经过几天，感情融洽后开始交配。现代观察发现蛤蚧的活动与气温变化密切相关。通常在 12 月份，当气温下降到 15℃以下时，蛤蚧即开始进入休眠状态隐伏在石缝深处越冬，直至来年 3~4 月间随着气温回升至 15℃以上才又苏醒恢复活动。5~7 月是蛤蚧一年中最活跃的时期，也是蛤蚧进行交配产卵的繁殖期。此期间蛤蚧昼夜周期性地发出"蛤—蚧"的鸣叫声，其声音的大小和洪亮程度以及每鸣叫一次其音节重复的次数随年龄的大小有明显不同。年龄越大，每鸣叫一次音节重复的次数愈多，一般 3 龄以上的蛤蚧每次鸣叫声连续达 10 声以上，1~2 龄的蛤蚧，每次约连续叫 8~10 声，1 龄以下的蛤蚧每次仅连续鸣叫 3~4 声，且其声音小而不洪亮，因此我们可根据蛤蚧的鸣叫声，大体上可以判定蛤蚧的年龄大小。

（五）蛤蚧的奇特尾巴

在《开宝本草》一书中马志曾说："生岭南山谷，及城墙或大树间，形加大守宫，身长四五寸，尾与身等。最惜其尾，见人取之，多自啮其尾而去。药力在尾，尾不全者不效。"这一段主要讲蛤蚧原为野生，出产于川南、两广山谷或旧墙间，数量稀少。又传最惜其尾，见人捕捉，多自断尻尾使药力俱散，故有"飞马捉蛤蚧，双叉黏头尾"之说，否则难以得到完整躯身。蛤蚧缘于难求，以稀为贵。药力主要在蛤蚧尾部，而且捕捉蛤蚧要用双头叉子将蛤蚧头尾同时插牢固定，让其不能咬断尾部，才可得到完整的蛤蚧。蛤蚧尾巴在运动中可起平衡作用，而蛤蚧尾巴极易断裂，究其原因是因为蛤蚧没有能使其他动物惧怕的防御武器，所以在遇到危险时往往是弃尾而逃，蛤蚧弃去尾部是迷惑敌人的逃生法宝，并且蛤蚧尾巴具有再生能力。

古代中医认为蛤蚧的药效在尾部,现代实验研究也证实了蛤蚧尾部的功效确实高于体部。因此蛤蚧尾部全与否就成了衡量蛤蚧质量、等级优劣的最主要标志之一。蛤蚧的尾对于蛤蚧的价值关系极大,断了尾不够67毫米长的蛤蚧,不能供外贸出口,内销降价40%,甚至被列入等外品,药用价值也随之降低,影响疗效。功在尾之说仍为现今中医临床所习用,有些地方仅以尾入药,可见蛤蚧贵在其尾。

蛤蚧尾细而长,基部较粗,越向后越细,呈短鞭状,长度约为体长的70%~90%,具有5~7个浅灰白色环带。尾背部和两侧具有成行排列的疣粒,每行6个,尾基部下侧每边各有一个大形鳞突,雌性较小,雄性较大,此是鉴别雌雄的一个重要特征。尾折断后,断面有8个圆锥形的肌束,排列成一圈,中央可见尾椎骨。再生尾与原尾有显著的区别,再生尾粗而短,一般长度约为体长的70%以下,没有成行排列的疣粒和浅灰白色环带,但具锈色纵条纹,尾折断后横断面有20个左右圆柱形肌束,排列成一圈,中央可见软骨质尾椎,不分节,成条索状。在自然情况下,尾的长度差别很大,短的为67毫米,长的可达144.5毫米。原尾断下能弹跳动,跳动作可持续4分钟,而后减弱,仅作扭动。幼小蛤蚧尾弹跳力弱,再生尾无弹跳力。再生尾断后,仍能继续再生,再断又再生,只要蛤蚧活着,不管年龄多大,尾部都有再生能力。

蛤蚧也有着奇特的功效。它能补肺益水之上源。李时珍盛赞蛤蚧:"补肺止渴,功同人参,益气扶羸,功同羊肉。"《经疏》也记载:"咳嗽由风寒外邪者不宜用。出广南。首如蟾蜍,背绿色斑点如锦纹。雄为蛤(鸣声亦然,因声而名),皮粗口大,身小尾长。雌性为蚧,皮细口尖身大尾小。雌雄相呼,屡日乃交,两两相抱,捕者擎之,虽死不开。房术用之甚效,不论牝牡者只可入杂药。口含少许,奔走不喘者真,药力在尾。见人捕之,辄自噬断其尾,尾不全者不效。"

（六）蛤蚧的传说

蛤蚧由于稀有的产量和奇特的功效，其在民间的传说也博得流传，现选其一二以飨读者。

西汉时期的《方言》中有这样的记载："桂林之中，守宫大而能鸣者，俗谓之蛤蚧。"李时珍也称"蛤蚧因声而名"。蛤蚧的鸣叫声特别脆亮，悦耳动听，经久不停。民间百姓中有传说，这是蛤蚧在对唱恋歌，"蛤"一声，"蚧"一声"，雄蛤蚧鸣"蛤"，雌蛤蚧呼"蚧"，一唱一和，夫唱妇随，情真意切，十分恩爱。但是根据实地观察研究，无论雌雄蛤蚧皆能鸣叫"蛤"和"蚧"，且蛤蚧交合之后，便各奔东西了，并无终身相随的事情发生。可见所谓"恩爱"实则为盲目褒誉，或者是一种良好愿望的寄托罢了。

还是因为蛤蚧的叫声曾有人赞赏"情同鸳鸯、功盖参"，说此物常自报其名，雄性叫声"咯咯"为蛤，雌性叫声"唧唧"名蚧。求偶期传来隐喻"哥哥姐姐"般的窃窃私语。再有蛤蚧夜居榕树、石岩，一夫一妻，上呼下应，形影相随，往往捉一获二，虽被捉到死也不分开，因此习惯入药时必然成双成对。明朝初时人们常常以稿草将成对的蛤蚧紧紧缠绕，蒸晒后穿链在一起作为房事中用药，借以"盛情补得情盛"！

还有传说蛤蚧为龙的儿子。经传龙生九种，蛤蚧也居其中之一，其余名为龙、吊、蛟、鼍、鲮鲤、石龙子、守宫龙、盐龙。

▲ 参考文献

1. 张继，彭继烽，徐纪民. 蛤蚧本草考证雏议. 首都医药，1999，

6(1): 46~47

2. 唐振杰,李汉年,等. 广西蛤蚧的分布及生态调查. 广西科学, 1997, 4 (4): 259~563

3. 彭丽圆,沈玉裳. 蛤蚧小考. 中国药师, 2001, 4 (4): 305

二、蛤蚧的品种分类

（一）产地不同，品种各异

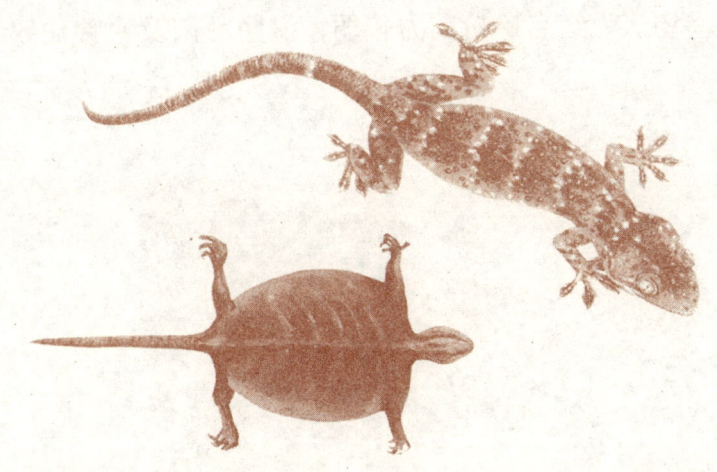

◇ 1. 黑点蛤蚧和红点蛤蚧

　　蛤蚧作为中药材使用具有上千年的历史，古代本草已有记载。我国仅见于广西、广东、海南、福建、云南和台湾等省区的石山中，国外主要产地分布于印度、缅甸、泰国、越南、马来西亚、印尼等东南亚诸国。其中广西产蛤蚧以质优著称于世。自1758年林奈定名以来，动物学界普遍认为蛤蚧体色因居住环境而变化，难以形成稳定的变异，动物分类上一直作为一个物种看待。我国各朝代的本草也未提出过品种分化问题。国家《药典》的几个版本都只提供一个药材标准而未涉及蛤蚧的地理差异。

近年来在药用动物调查中发现蛤蚧有极明显的地理差异。产自我国广西、广东和云南南部及越南、缅甸与中国接壤的北部地区的蛤蚧体型较细、体色较深、色斑较杂，习称为黑点蛤蚧或广西蛤蚧；而东南亚及南亚部分地区出产的蛤蚧则体型粗壮、体重较大、体色较浅，具有醒目的红色斑点，习称为红点蛤蚧或泰国蛤蚧，二者的地理分布不重叠，分界线在北纬15度。两者不但体色形态差异显著，在市场上售价差异也较大，红点蛤蚧售价仅为黑点蛤蚧的一半。这都是因为中医界及民间均认为红点蛤蚧药力较弱，滋阴壮阳及平喘功效不如黑点蛤蚧。

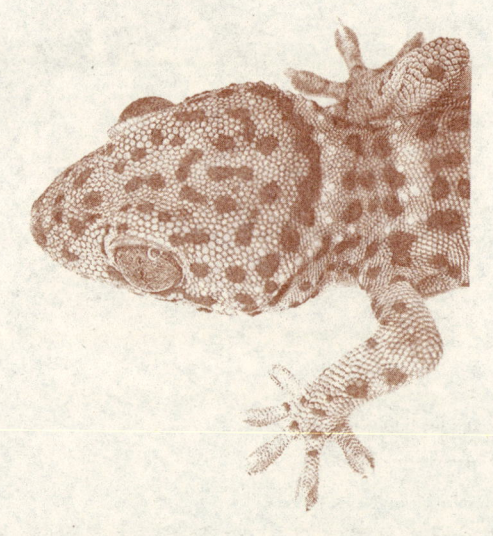

2. 如何区分黑点蛤蚧与红点蛤蚧

红点蛤蚧的鲜红色斑非常醒目，皮肤基色只有灰色和紫灰色两种。红点蛤蚧尾的环纹呈橄榄色和淡灰色，腹面白色，常具小的粉红色点，绝大多数是灰色。黑点蛤蚧的色斑不明显，且较杂，有多种颜色，皮肤基色较杂，大多数为黑褐色，黑点蛤蚧尾部的环纹变化多端，腹面暗黄色。

红点蛤蚧的体重比黑点蛤蚧大50%以上，长度差异也较明显；头宽和头高有较大的差别，但头长差异较小。从外形上看，红点蛤蚧体宽粗壮，黑点蛤蚧相对细弱。（详细可见表1）

表1 黑点蛤蚧与红点蛤蚧外观鉴别表

	黑 点 蛤 蚧	红 点 蛤 蚧
头部	不太呈三角形，宽约2.3厘米	略呈三角形，宽约2.8厘米
性情	较温顺	较雄猛
皮肤皱褶	两腹侧皮肤皱褶较小	两腹侧皮肤皱褶较大
斑点	头、体背有成行或不成行的锈色、淡红色、棕黄色、粟黑色、蓝灰色的近圆形相间排列	头、体背有成行或不成行的红色近圆形斑点与白色斑点相间排列
皮肤颜色	皮肤基色多呈黑褐色，少数其他颜色，紫灰色	皮肤基色多呈灰或深灰色
尾	暗灰，有不规则银灰色宽环纹6~7个	有蓝灰色宽环纹6~7个

3. 红点蛤蚧和黑点蛤蚧的有效成分不同

文献报道，利用原子吸收光谱仪和氨基酸自动分析仪，检测红点蛤蚧和黑点蛤蚧的4种微量元素和17种氨基酸的含量，发现红点蛤蚧的蛋白含量为70.88%，而黑点蛤蚧为50.83%，红点蛤蚧总蛋白含量较黑点蛤蚧高出20个百分点，人体8种必需氨基酸含量均高于黑点蛤蚧，作为人体必需氨基酸之一的赖氨酸，红点蛤蚧也远远高于黑点蛤蚧。从营养滋补作用上来说，红点蛤蚧可能比黑点蛤蚧好。而红点蛤蚧的脂类和糖含量为29.12%，黑点蛤蚧为49.17%。如果按胡觉民等报道的结果，即可推断蛤蚧有效成分为脂类，黑点蛤蚧的脂类含量比红点蛤蚧的高，理应黑点蛤蚧的滋阴壮阳、平喘功效强于红点蛤蚧。黑点蛤蚧的蛋白质含量低于红点蛤蚧，红点蛤蚧营养价值优于黑点蛤蚧。

在人体的微量元素中，以Fe（铁）含量最高，Zn（锌）次之，Fe（铁）是血红蛋白质的重要组成部分。人体缺铁性贫血是一种常见病。微量元素测定表明红点蛤蚧的含Fe（铁）量远远高于黑点蛤蚧。红点蛤蚧与黑点蛤蚧的体色差异很可能与它们所含Fe（铁）量有关，常食红点蛤蚧应能补气补血。Cu（铜）是细胞色素氧化酶、超氧化物歧化酶等6种人体重要酶的活性基因的重要成分。从含Cu（铜）量来看，红点蛤蚧在营养滋补方面应大大优于黑点蛤蚧。Zn（锌）在组织内可构成60多种金属酶，这些酶在人体的生理代谢中占有非常重要的位置。Zn（锌）对性腺的发育起主导作用，严重缺Zn（锌）将导致不育。红点蛤蚧与黑点蛤蚧躯体的含Zn（锌）量相近，尾部则有一定的差异。

有些研究认为，蛤蚧的有效成分为醇溶性的，而黑点蛤蚧的醇渗漉液明显稠于红点蛤蚧，似乎可以推断黑点蛤蚧作用优于红点蛤蚧。

（二）蛤蚧的商品规格

历史上蛤蚧按大小分档：特等（9.6厘米）、5等（9.2厘米）、10

等（8.9厘米）、20等（8.6厘米）、30等（8.3厘米），不足8.3厘米者均作为小蛤蚧。商品常以"对"为单位，原来是以雌雄为一对，但现在只是以一只长尾和一只短尾搭配出售。现行的规格标志分广西全尾特装、全尾20对装、全尾30对装等规格。但是无论如何界定规格，蛤蚧均以个大、尾全、不破碎者为佳。

还有按蛤蚧加工撑开后身体中部（近前肢部）的宽度来决定。以庄数分为五个等级：特庄为宽度9.5厘米以上者；五庄为宽度8.5～9.4厘米者；十庄为宽度8～8.4厘米者；二十庄为宽度7.5～7.9厘米者；三十庄为宽度6.7～7.4厘米者；宽度不够6.7厘米的及残次的为等外品。

（三）蛤蚧的家庭贮藏

捕捉后取出内脏，用竹片撑开，微火烘干，装箱、密封，置干燥通风处。蛤蚧极易生蛀，霉季到来前应再次用文火再次烘烤使其干燥，为了防蛀，可在贮藏的箱内放一些花椒、吴茱萸或毕橙茄等。如果保存的量较少，也可以用纸包好，放入石灰缸内，每隔半月检查1次，若有虫蛀，可用火坑处理，但不能用硫磺熏，以免影响品质。

三、怎样识辨蛤蚧的真伪

（一）看蛤蚧的外观以辨别伪品

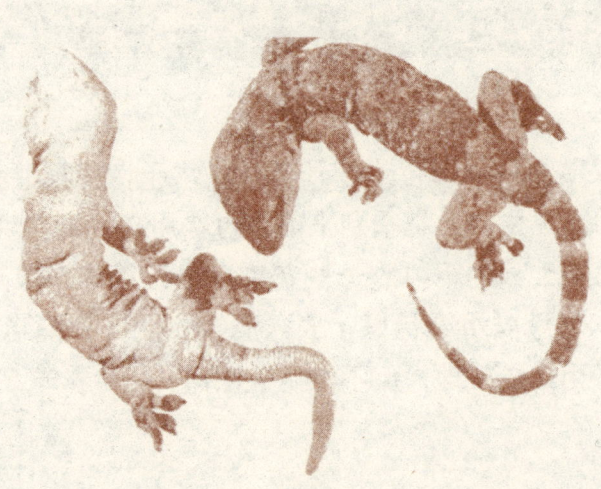

　　由于蛤蚧非常稀有，已被我国列为二类保护动物，因此药源比较紧张。又由于连年大量捕捉，蛤蚧药源锐减，更为供不应求。目前，各地用类似品混充蛤蚧的现象较为普遍，而影响药物疗效，所以对于蛤蚧的鉴别尤为重要。古代文献就蛤蚧的外部特征有描述，并曾经记载有"口中含一点蛤蚧，奔跑而不气喘吁吁"的语句，以此判断蛤蚧的真伪。现代则多可从外部特征、物理化学特性及地理分布等方面进行鉴别。

1. 蛤蚧的外部特征鉴别

蛤蚧的外部特征包括长度、头部、吻鳞、眼睑、鳞片、背腹部、指趾、尾及其他特征、地理分布均可作为蛤蚧真伪鉴别的参考。

雷斅曰："雄为蛤，皮粗口大，身小尾粗；雌为蚧，皮细口尖，身大尾小。"李时珍说："其首如蟾蜍，背绿色，上有黄斑点，如古锦纹，长尺许，尾短，其声最大，多居于木窍间，亦守宫、蜥蜴之类也。"马志描述蛤蚧时说："蛤蚧生岭南山谷，及城墙或大树间。形如大守宫，身长四五寸，尾与身等。最惜其尾，见人取之，多自噬断其尾而去……"

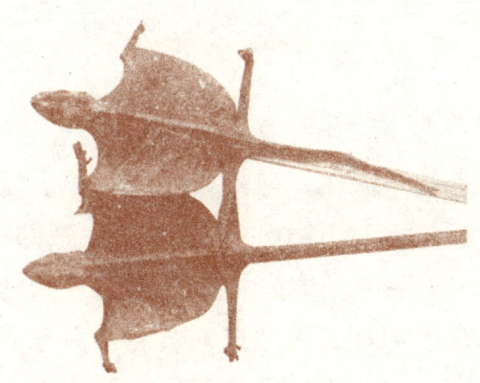

现代对蛤蚧的外部的特征描述更为详细。蛤蚧成品应是干燥的全体，固定于竹片上呈扁片状，全长20～30厘米，头颈部及躯干长13～18厘米，头颈部约占1/3，腹背横宽6～11厘米，尾长6～12厘米。头部略呈扁钝三角形，眼多凹陷呈窟窿状，无眼睑，口内有锯齿状细齿，生于腭的边缘，无大牙。头部吻端凸圆，背面吻鳞不切鼻孔。背部灰黑色或银灰色，有类圆形紫褐色或灰绿色疣鳞，沿肋骨略排列成行。腹块薄，腹面浅灰色，散有粉红色斑点。脊椎骨及两侧肋骨突出。4足均有5趾，趾间具蹼迹，除第一趾外，其余均有爪，爪短，呈钩状，足趾底面有吸盘。尾细长而结实，扁圆形，微显骨节，颜色同背部，有7个明显的银灰色环带数条。全身有黄白色、青灰色相间的细鳞，质坚韧，气腥，味微咸。

◇ 2. 蛤蚧常见混伪品的特征

蛤蚧与混淆品的外观性状有所差异。表现在体形大小、趾底有无吸盘、鳞片及斑纹、色泽等，容易识别。但形态、细鳞、尾、体背颜色较相接近，易被忽视。临床上应注意鉴别要点。常见的蛤蚧混伪品，其原动物来源分别是壁虎、多疣壁虎、无蹼壁虎、荔波壁虎、睑虎、喜山鬣蜥、变色树蜥、蜡皮蜥、青海沙蜥、西藏沙蜥、石龙子、山溪鲵、红瘰疣螈、贵州疣螈、中国瘰螈、东方蝾螈等。下面介绍几种常见伪品的特征。

蛤蚧伪品一：壁虎（又名小蛤蚧）

动物壁虎经加工的干燥体，与蛤蚧同属一科。壁虎加工的干燥全体呈扁片状，头颈部和躯干部长6～9厘米、头颈部约占1/3，背腹宽3～6厘米，尾长4～8厘米。体内、四肢无竹片和竹条支撑，少数有将细竹插入头部，直达尾梢，用线成对扎合。头较扁、头稍扁略呈三角形，两眼凹成窟窿，两颌密生细齿，无大牙。头部吻端钝圆，背面吻鳞切鼻孔，上鼻鳞2片相连排列，上唇鳞10对，下唇鳞（包括颏鳞）19片。背部呈灰色，有细小突起的疣状鳞片，黑褐色，类圆形，直径约0.5毫米，不规则散在；粒鳞极小，类圆形或长圆形。腹部淡黄色，密布细小黑色斑白，腹鳞为类圆形。脊椎骨微呈棱状突起，常与肋骨连同肋膜剥离子体缘。四足均具5趾，趾间具蹼，足趾底有吸盘爪短，呈钩状。尾细长，末端尖细，多长于体，具明显灰黄色环带。质柔韧，气腥，味微咸。

蛤蚧伪品二：睑虎（又名眼睑守宫）

动物睑虎经加工后的干燥体全体扁片状，头颈部和躯干部长约12厘米，头颈约占1/3，背腹宽约7厘米，尾长约11厘米。体内一般无竹片和竹条支撑。头呈三角形，略显扁，眼眶较大，有眼睑，闭合。两颌密生细齿，无大牙。头部吻端突圆，吻鳞不切鼻孔，上鼻鳞2片相间排列，上唇鳞10对，下唇鳞（包括颏鳞）19片。颈背部有一黄色斑纹带（生品呈白色纹带），呈"V"形，从颈背中部向两侧延伸至眼眶。背部灰褐色，有3条明显类白色与褐色相间排列的环带，另散有褐色小斑块，具有众多疣状鳞片，为类白或紫褐色，类圆形或椭圆形，直径0.5~1毫米，稍纵向排列。腹部淡黄色，鳞片类圆形。脊椎骨微呈棱脊状突起，常与肋骨连同肋膜剥离于体缘。4足具5趾，趾较长，趾间无蹼，足趾底无吸盘，具有宽短的爪，呈钩状。尾粗壮而稍扁，下端渐细，末端钝尖，多长于体，具有数个明显淡黄白色环带。质柔韧，气特腥，味微咸。

蛤蚧伪品三：红瘰疣螈（又名海蛤蚧）

动物红瘰疣螈经过加工后的干燥体，习惯称为"土蛤蚧"，主要产地位于云南、四川、贵州。加工后的红瘰疣螈全体呈条状或扁条状，微卷曲，头颈部和躯干部长9~19厘米，头颈部约占1/6，背腹部宽0.8~4厘米，尾长达7厘米。尾较头部或躯干部为短。体内偶有竹片撑开。头近圆形，较大而扁，头顶部有角质嵴棱，沿吻端向两侧经过上眼睑内侧与耳后腺嵴棱相连，头顶有"U"字形棱，中间陷下或中间有一螺疣隆起，中央有一嵴棱与脊椎骨垂直，嘴大，两颌缘密生细齿。背腹部棕黑色，全身无鳞。脊椎骨显著隆起，约24节，前18节尤为明显。两侧肋骨微突，外缘各有1列瘰疣隆起，棕黄色或土黄色，每侧有14~16枚。四肢短而弯曲，前肢4趾，后肢5趾，无蹼，无爪。尾侧扁，常弯曲。头、背及腹部其他部分呈黑褐色，密生疣粒。气腥，味微咸。

蛤蚧伪品四：蜡皮蜥

主要产地位于广东、广西。蜡皮蜥除去内脏的干燥体呈扁平状，全长约 20~35 厘米，尾近体长 2 倍，眼小闭合，耳孔裸露，下颌前端有 2 异型牙齿，背面可见到肋骨和脊椎骨突起，前肢较短，后肢长而粗壮，指、趾狭长而细，呈鞭状卷与腹面，头顶部及尾背部鳞片较大，均起棱。背部鳞片细小，呈细颗粒状镶嵌排列，无疣鳞。背灰黑色，密布橘红色圆形斑点，体两侧有条形横向的橘红色斑纹，四肢背侧灰黑，腹部、四肢腹面均呈灰白色，尾部淡褐色。气腥。活动时尾不易断。

蛤蚧伪品五：喜山鬣蜥（又名藏蛤蚧）

主产于新疆、西藏。喜山鬣蜥除去内脏的干燥全体。呈扁片状，或有竹片支撑。头较小略扁。躯干部长 6~8 厘米。两眼微显穹窿，有鼻孔，有眼睑，头顶、躯干背面及四肢鳞较大，背鳞有棱，呈覆瓦状排列，向两侧鳞渐细。颈鳞锥状。全体暗褐色。肋骨 14~16 对。腹鳞呈斜方形。四足似鸟足，爪较长，无蹼及吸盘。尾较粗扁，尾较长 15~20 厘米，常盘卷于背上，鳞片常刮去而显密集的四环状痕迹。气特腥，味微咸。

蛤蚧伪品六：山溪鲵（羌活鱼）

主产于甘肃、西藏、四川。山溪鲵除去内脏的干燥全体，呈条形，常弯曲，全长 10~18 厘米，头近圆形或椭圆形，扁平，嘴常闭合，颌缘生许多细齿，眼部下陷，脊椎骨明显隆起，两侧肋骨沟可见数条。四肢短小，常卷曲，前后肢均为 4 趾，趾关节明显。尾前端圆锥形，渐成扁形，多弯曲，尾长约为全长的 1/2。体表光滑，全体褐黑色。气腥、味微咸。

蛤蚧伪品七：石龙子

产地位于华东、中南地区。动物石龙除去内脏干燥体，呈条形，全长22～29厘米，头颈及躯干长约9厘米。头部钝圆，吻鳞不接鼻孔，有眼睑，有鳞，背腹部周身覆盖瓦状排列圆鳞，鳞片质薄光滑，四肢较短，各有5趾指具爪，细长似鸟足。尾为头体长1.5倍，尾下正中一行鳞片扩大。

蛤蚧伪品八：多疣壁虎（又名蛤蚧娃）

产地位于西北、华东、华中、川黔地区。动物多疣壁虎除去内脏的干燥体，呈长方形，全长9～15厘米，头部略呈三角形，吻鳞接鼻孔，无眼睑，有鳞。背腹部疣鳞较多，尤以背前方及枕部较多。4足5指趾，有蹼迹，指趾下除第一指外均有爪，爪短呈钩状。尾长4～6厘米，略短于体长，有5～6条浅色环代。

蛤蚧伪品九：无蹼壁虎（又名小蛤蚧）

产地位于东北、华北、华东地区。动物无蹼壁虎除去内脏的干燥体，全长9～13厘米，头部呈椭圆形，吻鳞接鼻孔，无眼睑，有鳞。背腹部疣鳞较大且稀少，尾腹面中央有一纵派宽扁鳞片，肛前窝6～8个。4足5指趾，无蹼迹，指趾下除第一指外均有爪，爪短呈钩状。尾长5～7厘米，几乎与头体等长。

蛤蚧伪品十：荔液壁虎（又名细蛤蚧）

产地位于黔。动物荔液壁虎除去内脏的干燥体，全长8～13厘米，头部呈三角形，无眼睑，有鳞，吻鳞接鼻孔，左右上鼻鳞较大，在中间相切。背腹部疣鳞呈扁圆形，腹部鳞片较小。4足5指趾，第1、2、3指有蹼迹，趾3、4、5有微蹼，指趾下除第一指外均有爪，爪短呈钩状。尾长3～5厘米，不及体长。

蛤蚧伪品十一：变色树蜥（又名马鬃蛇）

产地位于粤、桂、滇地区。动物变色树蜥除去内脏的干燥体，全长22～42厘米，头部呈四角锥形，吻鳞不接鼻孔，有鳞，有眼睑，眼瞳孔圆形。背腹部有背鬣，腹鳞小而且有棱。4足5指趾，均有爪，细长，似鸟足，无蹼，无吸盘，爪较长。尾为体长的2～3倍，略呈圆柱状，尾鳞有强棱。

蛤蚧伪品十二：青海沙蜥（又名沙蜥）

产地位于甘肃、新疆、青海地区。动物青海沙蜥除去内脏的干燥体，全长13～19厘米，头部呈宽圆形，头顶部两眼间有一小白点，吻鳞不接鼻孔，有鳞，鼻间鳞5～7枚，有眼睑，眼瞳孔圆形。背腹部鳞片有棱，胸腹面积有块大黑斑。4足5指趾，均有爪，细长，似鸟足，无蹼，无吸盘，指趾外侧有栉状缘，爪较长。尾长为7～10厘米，略比躯干长，尾基粗扁。

蛤蚧伪品十三：西藏沙蜥（又名土蛤蚧）

产地位于新疆、西藏地区。动物西藏沙蜥除去内脏的干燥体，全长7～12厘米，头部呈圆形，吻鳞不接鼻孔，有鳞，有眼睑。背腹部胸部鳞片小于腹部鳞片。4足5指趾，均有爪，细长，似鸟足，无蹼，无吸盘，第3、4指趾外侧有栉状缘，爪较长。尾长比体长，尾鳞无棱。

蛤蚧伪品十四：贵州疣螈（又名土蛤蚧）

产地位于贵州地区。动物贵州疣螈加工品不去除内脏，全体灰褐色，全长8～15厘米，头部呈类圆形，无吻鳞，有眼睑，无鳞。背腹部头背脊棱黑色，体两侧有极浅色带。指4，其序为3、2、1、4，趾5，其序为3、4、2、5、1，无蹼无爪。加工品尾为灰黑色，尾短于体长，侧扁。

蛤蚧伪品十五：中国瘰螈（又名小蛤蚧）

产地位于中南、华东地区。动物中国瘰螈除去内脏的干燥体，全长9～15厘米，头部呈椭圆形，无吻鳞，有眼睑，无鳞。背腹部皮肤粗糙，背部有大瘰粒较多，腹面有橙黄色斑纹，梨骨齿呈"∧"形，无尾肋。指4，其序为3、2、4、1，趾5，其序为3、4、2、5、1，无蹼无爪。尾长为全长1/2或略短，尾侧扁有斜形棱。

蛤蚧伪品十六：东方蝾螈（又名四脚鱼）

产地位于华东、中南地区。动物中东方蝾螈除去内脏的干燥体，全长6～8厘米，头部呈扁平椭圆形，无吻鳞，有眼睑，无鳞。背腹部皮肤光滑有细小疣粒，背脊棱黑色，耳后腺明显，梨骨齿呈"∧"形，无尾肋，口裂于眼下方。指4，其序为3、2、4、1，趾5，其序为3、4、2、5、1，无蹼无爪。尾短于躯干，尾侧扁，尾梢钝圆。

3. 细辨蛤蚧尾，以防伪次品

传统中医认为蛤蚧的尾部药效最佳，无尾蛤蚧药效低，市场上无尾蛤蚧为残次品，价钱也就低，所以市面上有以其他动物的尾部或断尾再接伪次品。购买时应该仔细辨认蛤蚧的尾部，来预防买到伪次品。我们就可从以下3点鉴别。

(1) 正品尾部　细长而结实，扁圆形，上粗下细，中部可见骨节。细密地被类圆形微有光泽的细鳞覆盖，颜色与背部相同，有不是很明显的银灰色环带数条，尾与体部近等长。

(2) 再生尾部　再生尾与原尾有显著的区别，再生尾粗而短，一般长度约为体长的70%以下，没有成行排列的疣粒和浅灰白色环带，但具锈色纵条纹，尾折断后横断面有20个左右圆柱形肌束，排列成一圈，中央可见软骨质尾椎，不分节，成条索状。再生尾粗短而结实，再生处有结节状痕，骨节不明显，细密地被类圆形微有光泽的细鳞覆盖，无银灰色环带，尾部较短。

（3）伪品尾部　尾部肥厚无骨，或干缩细短，常有弯曲，再生处有结节状痕，密被细鳞覆盖，环带或有或无，沸水泡后，自结节处松动，有的可将尾部抽出。有的还用锐刀将其尾部切断，再将同样粗的伪品尾切断，用万能胶对齐粘接在一起。然后用纸扎缠起来，所以一定要仔细观察是否尾部有茬口。这种掺伪行为皆因个别饲养者人工断尾制作商品蛤蚧尾，不等到再生尾长成，便以其他动物的尾充之，再者蛤蚧以对出售，不以重量应付，也给不法养殖者造成可乘之机。

4. 蛤蚧鉴别歌诀

鉴别蛤蚧细钻研，

抓住要点就不难。

睑虎二蜥与疣螈，

趾间无蹼无吸盘，

活动眼睑个个有，

这与蛤蚧正相反；

蛤蚧守宫极相似，

吻鳞鼻孔是关键，

相接守宫不接蛤，

牢牢记住莫等闲。

（二）蛤蚧的显微鉴别

1. 蛤蚧的显微特征

蛤蚧粉是临床常用剂型之一，我们可以从粉末的颜色、气味及碎片成分予以鉴别。

粉末呈淡黄色或淡灰黄色。气腥，味微咸。

（1）鳞片 鳞片无色或淡灰绿色，表面可见半圆形、类圆形或长圆形隆起，略作复瓦状排列，直径9～32微米，分布有极细小的粒状物，有的可见圆形孔洞（孔洞位于鳞片基部边缘处），直径25～45微米。

（2）皮肤碎片 皮肤碎片呈淡黄色或黄色，表面细胞界限不清，布有棕色或棕黑色色素颗粒，常聚集成星芒状。

（3）骨碎片 骨碎片近无色或淡黄色，呈不规则碎块，表面有细小裂缝状或针孔状孔隙，骨陷窝呈裂缝状、长条状或类长圆形，多为同方向排列，边缘骨小管隐约可见。

（4）横纹肌 横纹肌纤维近无色、淡黄色、黄绿色或淡绿色，较多，多碎裂，侧面观有细密横纹，明暗相同，横纹呈平行的波峰状，也有较平直或微波状，有的纹理不清晰，横断面常呈三角形、类圆形或类方形。

2. 黑点蛤蚧、红点蛤蚧与红瘰疣螈的显微鉴别

目前市面上蛤蚧粉主要以黑点蛤蚧（广西蛤蚧）、红点蛤蚧（泰国蛤蚧）与红瘰疣螈（海蛤蚧）居多，这其中红瘰疣螈属伪品。具体

显微鉴别特征见表2。

表2 黑点蛤蚧、红点蛤蚧与红瘰疣螈鳞片显微特征

部位		黑点蛤蚧	红点蛤蚧	红瘰疣螈
头部鳞片	孔洞	19~35个,散布于整个鳞片	数目不定,排于鳞片一侧	无鳞片
	突起	覆瓦状排列	略呈覆瓦状排列	
	纹理	无	部分有	
	粒状物	无	部分有	
	直径(毫米)	0.836~1.083	0.644~1.275	
腹部鳞片	孔洞	无	无	无鳞片
	突起	较少,呈覆瓦状排列	较少,略呈覆瓦状排列	
	纹理	无	部分有	
	粒状物	无	部分有	
	直径(毫米)	1.332 0~1.421 9	1.398 6~1.831 5	
	透明	有	有	
背部鳞片	孔洞	4~9个,远离脊椎一侧	4~9个,远离脊椎一侧	无鳞片
	突起	覆瓦状排列	略呈覆瓦状排列	
	纹理	无	部分有	
	粒状物	无	有	
	直径(毫米)	0.754~1.110	0.864~1.193	
	透明	无	无	
尾部鳞片	孔洞	9~15个	6~13个	无鳞片
	突起	呈覆瓦状排列	无	
	纹理	无	无	
	粒状物	部分有	有	
	直径(毫米)	0.864~1.138	1.165~1.741	
	透明	部分有	有	

（三）蛤蚧的理化鉴别

1. 蛤蚧的化学定性

黑点蛤蚧（广西蛤蚧）、红点蛤蚧（泰国蛤蚧）与红瘰疣螈（海蛤蚧）取各样品的60%乙醇提取液2毫升，分别加入生物碱试剂如：硅钨酸、苦味酸、碘化铋钾。加入试剂振摇后5分钟观察鉴定结果。加入硅钨酸后，红点蛤蚧产生白色混浊较多，而黑点蛤蚧与红瘰疣螈产生白色混浊量较少；加入碘化铋钾后红瘰疣螈产生黄白色混浊，黑点蛤蚧和红点蛤蚧产生橙黄色混浊较多。用这种方法可将三者区别（见表3）。

表3　广西蛤蚧、红点蛤蚧和红瘰疣螈的生物碱试剂反应

	硅钨酸	苦味酸	碘化铋钾
广西蛤蚧	白色混浊	黄色混浊	橙黄色混浊（+）
红点蛤蚧	白色混浊（+）	黄色混浊	橙黄色混浊（+）
红瘰疣螈	白色混浊	黄色混浊	黄白色混浊

2. 蛤蚧等电点的鉴别

这种方法是根据蛋白质生化基本原理，即：蛋白质分子是两性电解质分子，其溶液当达某一pH值时，蛋白质分子所带的正负电荷正好相等，此时溶液的pH值即为该蛋白质分子的等电点。由于动物体内的主要组成部分是蛋白质，不同种动物体内蛋白质的种类、含量以及分子组成（即酸性和碱性氨基酸的比例）亦不相同，其等电点也有

一定差异,故可利用这种性质来鉴别蛤蚧及其伪品。

等电点的检测可用系列不同缓冲液及凝胶等电聚焦法进行测定。这种方法主要考虑到测定方法既要准确又要实用,采用一系列不同 pH 的缓冲液对蛤蚧及其伪品进行等电点测定,用分光光度法测定其浊度,以吸收值判断其等电点。

具体方法为:需要精确配制 1.00 摩尔/升、0.10 摩尔/升和 0.01 摩尔/升的三种浓度的醋酸溶液。取样品各 5 克,加入 10 倍生理盐水,加少许石英砂研磨成匀浆状,超声波提取后,离心 20~25 分钟(3 500rpm),取上清液,作为样品液。测定时取 10 支干燥刻度管,编号后按表中的顺序准确地加入各种试剂,最后各加 1.00 毫升样品液,混合均匀。用精密 pH 计测 pH,再用紫外分光光度计在 330 纳米处测吸收度。最大吸收度所对应的 pH 值即为等电点。蛤蚧及其伪品的等电点均值的差别有非常显著的意义($P<0.01$)。

表4 等电点测定试剂

试管编号 加入试剂(毫升)	1	2	3	4	5	6	7	8	9	10
蒸馏水	2.4	3.2	0	2.0	2.5	3.0	3.5	1.5	2.75	3.38
1.00 摩尔/升醋酸	1.6	0.8	/	/	/	/	/	/	/	/
0.10 摩尔/升醋酸	/	/	4.0	2.0	1.5	1.0	0.5	/	/	/
0.01 摩尔/升醋酸	/	/	/	/	/	/	/	2.5	1.25	0.62
样品液	1.00	1.00	1.00	1.00	1.00	1.00	1.00	1.00	1.00	1.00

除了测定蛤蚧蛋白质溶液等电点鉴别外,还可以采用乙酸纤维素薄膜电泳法、聚丙烯酰胺凝胶电泳进行蛤蚧及其伪品的鉴别。这两种方法正品与伪品的电泳图谱具有明显差异,而且重现性好,鉴别也非常可靠。

表5　蛤蚧及其伪品的等电点

样品	蛤蚧	壁虎	多疣壁虎	无蹼壁虎	红瘰疣螈
pH 平均值	4.492	3.508	3.968	3.920	3.592
可信区间	4.492±0.010	3.508±0.010	3.968±0.010	3.920±0.012	3.592±0.010

3. 蛤蚧蛋白黏度的鉴别

可以利用动物蛋白质黏度的差异进行蛤蚧及其伪品的鉴别。具体方法为：精密称取样品粉末适量，用乙醇脱脂后，药渣精密加入生理盐水适量，超声波流水提取3小时，离心45分钟（3 000rpm），取上清液备用（样品液）。样品液用黏度计测定粘度，恒温水浴25℃，电极选择为四极，每次测定均以生理盐水为参比，蛋白黏度表示为样品液流出毛细管所需的时间与生理盐水流出的时间之比值（Ts/Tr）。经过实验摸索认为：样品提取时间在2.5小时以上，黏度测定值趋于恒定，选用3小时为最佳提取时间。样品液选择10%浓度既能明显反映出黏度差异，又能顺利进行粘度测定，是用以研究蛤蚧及其伪品的蛋白黏度的差别的合适浓度。

表6　蛤蚧及其伪品的蛋白黏度

样品	蛤蚧	壁虎	多疣壁虎	红瘰疣螈	西藏沙蜥
平均蛋白黏度	1.40	1.07	1.21	1.03	1.17
可信区间	1.40±0.015	1.07±0.023	1.21±0.015	1.03±0.010	1.17±0.013

4. 蛤蚧的光谱鉴别

用紫外分光光度计测定发现黑点蛤蚧石油醚提取物在 230.5 纳米处有最大吸收，红点蛤蚧、红瘰疣螈的石油醚提取物最大吸收波长分别为 219.4 纳米和 220 纳米，可用此方法将三者鉴别。乙醇提取液和氯仿提取物的吸收波长三者差别不大。

用高压液相分析三者的石油醚提取物发现，黑点蛤蚧、红点蛤蚧的石油醚提取物在 240 纳米的两个主要组分的保留时间相同，分别为 3.024、3.615，在 3.024 分钟时黑点蛤蚧、红点蛤蚧、红瘰疣螈峰面积分别为 9 061、18 317 和 6 829，在 3.615 分钟时黑点蛤蚧、红点蛤蚧、红瘰疣螈的峰面积分别为 25 827、4 193 和 2 775，利用峰面积不同、相同保留时间将三种样品区别。红瘰疣螈和黑点蛤蚧和红点蛤蚧也可从保留时间上得到鉴别，红瘰疣螈在 0.429、1.492 分钟时有 2 个吸收峰，而黑点蛤蚧、红点蛤蚧没有。各样品的 60% 乙醇提取液在 210 纳米附近有一最大吸收峰，但 HPLC 色谱法的流动相甲醇在 230 纳米以下有较大吸收，故不能选 210 纳米作为检测波长，而且以在 240 纳米作为检测波长检查各样品。各样品的石油醚提取液在 220~260 纳米均有不同程度的吸收，经试验在 240 纳米处效果较好，选择 240 纳米作为检测蛤蚧的波长。

5. 蛤蚧的薄层层析鉴别

单味中药超微饮片是通过超微粉碎技术使药材的细胞壁破碎，可大大提高药材的溶出率。蛤蚧经超微粉碎后，原药材的性状发生了变化，采用薄层色谱可对其进行鉴别。在超微饮片色谱中，与原药材色谱相对应的位置上，显示相同颜色的斑点，表明该方法可作为这种动物药超微饮片的鉴别方法。取粉末 5 克，用石油醚 50 毫升分 2 次浸提，每次 18 小时，过滤，合并滤液，减压回收到干，分别吸取药材对照液和药材提取液各 4 微升，点于同一 CMC-Na 硅胶 G 板上，以氯仿-甲醇（97∶3）为展开剂，上行展开，展距约为 10 厘米，取出晾干后，喷以 15% 磷钼酸乙醇液，蛤蚧提取液经 105℃ 热风吹可呈现清晰的深蓝色斑点。

6. 蛤蚧及其伪品微量元素比较

通过对蛤蚧及其伪品多疣壁虎、蜡皮蜥、丽斑麻蜥、红瘰疣螈、山溪鲵、东北小鲵、东方蝾螈的微量元素的测定、比较及分析，试图寻找鉴别蛤蚧的新方法 TE（微量元素）特征图谱鉴别法。

表 7 蛤蚧及其伪品微量元素含量 （单位：$\times 10^{-6}$）

	蛤蚧	多疣壁虎	蜡皮蜥	丽斑麻蜥	红瘰疣螈	山溪鲵	东北小鲵	东方蝾螈
Al（铝）	118	141	188.1	129.3	341.9	538.5	213.7	239.4
Fe（铁）	139.7	151.7	203.4	152.6	487.9	785.3	279.3	331
Ca（钙）	84 280	45 990	47 780	29 190	115 900	55 100	45 490	98 990
Mg（镁）	1 626	800	1 065	1 063	1 850	1 354	1 141	1 685
Ba（钡）	281.7	14.8	5.28	5.32	51.37	48.28	148.7	168.1
Be（铍）	0.41	0.20	0.25	0	0.31	0.05	0	0.31
Cd（镉）	0.2	0.14	0	1.1	0.16	0.12	0.33	0.93
Co（钴）	0.09	0.32	0.17	0.35	0.06	0.39	0.2	0.09
Cr（铬）	8.4	6.54	6.95	7.3	7.85	10.66	8.33	9.11
Cu（铜）	291	174	493	3.47	843	82.6	6.82	8.28
Mn（锰）	0.68	1.35	1.35	1.35	32.5	31.5	16.3	16.3
Ni（镍）	2.95	1.96	1.98	0.49	2.19	0.78	0	1.47

续表

	蛤蚧	多疣壁虎	蜡皮蜥	丽斑麻蜥	红瘰疣螈	山溪鲵	东北小鲵	东方蝾螈
P（磷）	36 310	24 870	26 180	18 390	51 870	28 400	24 400	45 520
Pb（铅）	6.98	3.25	5.94	7.9	28.24	2.02	2.08	4.66
Sr（锶）	177	7.40	101	35.8	66.6	76.7	48.4	171
Zn（锌）	91	95.7	136	162	266	72.6	82.6	207
Zr（锆）	1.09	1.7	0.88	0.34	0.48	0.07	0.82	0.68

由表可以看出 Fe、Mg、Ba、Be、Cd、Co、Mn、Ni、Sr、Zr 均有显著性差异，占总元素的 59%。微量元素在生物体内的状态很复杂，它们的功能作用也很复杂，涉及到多种多样的络合物。蛤蚧与其伪品所含微量元素的种类虽基本相同，但它们的含量不同，与机体的结合状态不同，其功能作用有显著差异，故不能以伪品蛤蚧代替正品蛤蚧。

▲ 参考文献

1. 王丽娟，左壮，张洁，等. 蛤蚧及其伪品微量元素测定和鉴定意义. 中药材，1990，13（6）：9~11

2. 李旭红，夏俐俐. 蛤蚧混淆鉴别及炮制浅析. 浙江中医学院学报，2001，25（6）：64

3. 李花兰. 蛤蚧与常见伪品的鉴别. 青海医药杂志，2000，30（5）：57

4. 王祥领. 警惕蛤蚧尾的"移花接木". 中国药师，2003，6（10）：667

5. 朱华，任仁安. 18 种商品蛤蚧原动物及性状的鉴别. 广西中医药，1999，22（1）：39~43

6. 刘训红，王春报，喻向华. 蛤蚧及其伪品的等电点鉴别.

中药材，1991，14（10）：24~25

7. 芮代莉，等. 乙酸纤维素薄膜电泳鉴别蛤蚧及其伪品. 中药材，1994，17（2）：23

8. 鞠爱华，等. 蛤蚧及其伪品的蛋白电泳鉴别. 中国中药杂志，1994，19（1）：9

9. 刘训红，王春根，陈彬. 蛤蚧及其伪品的粘度鉴别. 中药材，1992，15（8）：20~21

10. 朱华，林冬杰，黄小玲，等. 广西蛤蚧、泰国蛤蚧及其伪品海蛤蚧（红瘰疣螈）的生物鉴定. 广西中医药，1997，20（6）：34~37

11. 廖汉成，王实强，杨瑛，等. 蜈蚣全蝎蛤蚧3种动物中药超微饮片的薄层鉴别. 湖南中医杂志，2003，19（6）：54~55.

四、蛤蚧的现代研究

（一）蛤蚧的化学成分

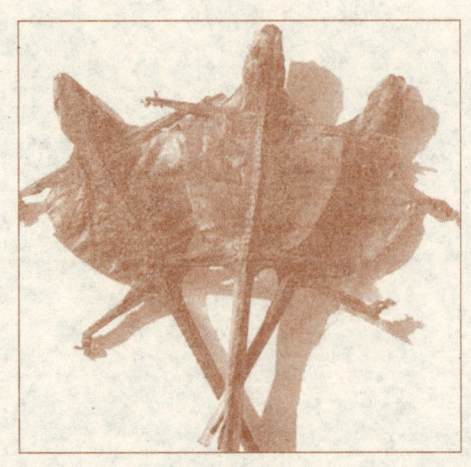

现代研究从蛤蚧的水溶性成分和脂溶性成分两个方面认识其化学成分。蛤蚧水溶性成分主要含有肌酸、胆碱、肉碱类、18种氨基酸和至少15种微量元素，蛤蚧中含有甲基对硫酮还原型谷胱甘肽S-甲基转移酶、谷胱甘肽蛤蚧蜕皮内层含α-角蛋白、外层含β-角蛋白。蛤蚧中含有丰富的脂类物质，包括磷脂、糖脂及各种简单脂，简单脂中主要包括胆固醇、甘油脂肪酸、甾醇脂和各种脂肪酸。

1. 蛤蚧的水溶性成分

（1）氨基酸含量　蛤蚧中人体必需氨基酸的含量比较丰富，约占总氨基酸含量的 30%～45%，尾部含量高于躯干部。用氨基酸分析方法对蛤蚧进行分析，发现其含有甘氨酸、脯氨酸、谷氨酸、丙氨酸、精氨酸、天门冬氨酸、丝氨酸、赖氨酸等 18 种氨基酸，其中含量最高的 3 种氨基酸依次为谷氨酸、甘氨酸、天门冬氨酸，而且亮氨酸、赖氨酸、精氨酸的含量也较高。上述 6 种氨基酸含量均以尾部高于躯干部。谷氨酸是人体非必需氨基酸中消耗量最大的一种，是脑细胞的重要营养物质，与甘氨酸一道是人体内重要解毒物质——谷胱甘肽的合成物，赖氨酸是人体内必需氨基酸中的一种，它的缺乏能影响到人体的全面生长情况，被营养学家称为"第一缺乏氨基酸"。这些氨基酸和必需氨基酸总量的含量丰富，可能是蛤蚧，尤其是蛤蚧尾滋补强身作用的物质基础之一。

（2）微量元素　微量元素分析方法发现，蛤蚧含有 12～15 种微量元素，其中铁、锌、锶、钡等元素含量较丰富。蛤蚧体中锌含量达 4.55×10^{-4}，尾部锌含量则高达 1.977×10^{-2}，是人体内锌含量的 1.5～50 倍。锌是人体内多种酶系的必要组成部分，在体内是 DNA 复制、RNA 转录所必需的 DNA 聚合酶和 RNA 聚合酶，以及合成核酸所必需的胸腺嘧啶核苷激酶的组成成分，并对垂体促性腺激素的分泌、垂体组织及血液内促生长激素的含量及性腺的功能均有影响。睾丸内含有大量的锌，机体缺锌时，精子的生成及运动能力降低。研究发现，阳虚病人有血锌水平下降的现象，因此认为，蛤蚧所含锌等元素或其配合物是补肾助阳的物质基础之一。此外，锌亦是体内超氧化物歧化酶的组成成分，能阻断某些自由基反应，稳定细胞膜，减少自由基及过氧化作用对组织的破坏。结合临床发现，癌症病人及衰老过程中均有锌缺乏倾向。由此认为，锌也可能与衰老及癌变的发病机制有关。

蛤蚧，尤其是蛤蚧尾中含有如此大量的锌元素，亦可能是其增强机体免疫机能，治疗肿瘤及疑难杂症的物质基础之一。

锶元素在蛤蚧中含量也很丰富，头部含量达 1.82×10^{-4}，平均值为 1.05×10^{-4}。锶是人体骨骼牙齿的正常组分，并主要富集在骨化最旺盛的地方。蛤蚧补肾助阳之临床功效不仅与其富含锌有关，且与其高含量的锶、铁、钙、钡、镁等元素密切相关。上述元素的相关关系及在临床上的协同作用与中医"肾主骨"的理论是吻合的。

2. 蛤蚧的脂溶性成分

（1）磷脂　蛤蚧中的磷脂成分至少有 5 种：磷脂酰乙醇胺（脑磷脂）、磷脂酰胆碱（卵磷脂）、溶血磷脂酰胆碱、神经鞘磷脂、磷脂酸。其中磷脂酰乙醇胺的含量最丰富，占总磷脂量的 71%，磷脂酸和溶血磷脂酰胆碱的含量次之。磷脂是动物和人体细胞膜的重要组成成分，具有溶解和清除某些过氧化脂质、调节内分泌体系、延缓衰老的作用。磷脂也是生殖腺和精液的主要成分，具有改善和加强男性生殖腺营养，调节和增强性功能的作用。蛤蚧含有丰富的磷脂成分，其含量达 1.1% 以上，这对证明蛤蚧补肺益肾、助阳益精功效的作用机制有重要意义。

（2）脂肪酸　对于蛤蚧体内脂肪酸成分的研究，现今被认为有 21 种，含量最丰富的 3 种脂肪酸依次为亚油酸、棕榈酸、油酸，亚麻酸和花生四烯酸的含量也较丰富。脂肪酸中不饱和脂肪酸的比例占 75%，其中人体必需脂肪酸——亚油酸和亚麻酸占 50%，这些成分在体内是合成前列腺素的前提，前列腺素可促使平滑肌收缩，调节人体血压并有促进新陈代谢的作用。不饱和脂肪酸还能增强机体的组织再生能力和抗病力，是蛤蚧补益功效的活性成分。

3. 蛤蚧体尾的化学成分比较

蛤蚧药效在尾的论述已有很长时间，究竟体尾存在哪些化学成分的差别一直是关注的焦点。随着现代检测设备的发展，已有学者利用原子吸收光谱和氨基酸自动分析仪，测出蛤蚧尾和蛤蚧体中主要微量元素和游离氨基酸及总氨基酸的种类和含量，以此比较蛤蚧尾和蛤蚧体在部分化学成分方面的差异。

（1）微量元素含量的差别　蛤蚧尾与蛤蚧体中铜、铁、锌含量测定结果表明，蛤蚧尾中锌与铁含量均高于蛤蚧体，特别是锌含量高42倍之多。锌是碳酸酐酶、碱性磷酸酶及多种脱氢酶的组成成分。锌存在于合成核糖核酸所必需的酶系统中，在蛋白质的生物合成与利用方面起重要作用。睾丸中含大量锌，机体缺锌时精子的生成及其运动性能降低。因此，蛤蚧具有激素样作用，尤其是蛤蚧尾比蛤蚧体作用强，与其含大量锌元素是有关的。(见表8~10)

表8　蛤蚧体尾微量元素的测定

微量元素	蛤蚧尾（$\times 10^{-6}$）	蛤蚧体（$\times 10^{-6}$）	尾：体
Fe	696.67	616.61	1.13
Cu	20.71	31.85	0.85
Zn	19 770.29	455.06	43.45

表9　蛤蚧体尾游离氨基酸的测定

氨基酸种类	蛤蚧尾（微克/克）	蛤蚧体（微克/克）	尾：体
天门冬氨酸	141.08	47.99	2.94
苏氨酸	92.44	34.09	2.71

续表

氨基酸种类	蛤蚧尾（微克/克）	蛤蚧体（微克/克）	尾∶体
丝氨酸	198.43	88.65	2.23
谷氨酸	378.29	177.25	2.13
甘氨酸	163.62	150.95	1.08
丙氨酸	—	151.48	—
半胱氨酸	—	33.42	—
缬氨酸	253.62	118.59	2.14
异亮氨酸	111.59	40.57	2.75
亮氨酸	152.21	51.89	2.15
酪氨酸	133.10	59.03	2.26
苯丙氨酸	121.85	91.91	1.33
赖氨酸	237.67	99.79	2.38
组氨酸	98.76	89.09	1.11
精氨酸	298.15	99.88	2.99

表10　蛤蚧体尾氨基酸总量的测定

氨基酸种类	蛤蚧尾（毫克/克）	蛤蚧体（毫克/克）	尾∶体
天门冬氨酸	179.17	200.67	0.89
苏氨酸	74.25	82.59	0.89
丝氨酸	98.24	110.74	0.89
谷氨酸	246.64	305.05	0.81
甘氨酸	234.88	297.88	0.79
丙氨酸	44.72	137.97	0.32
半胱氨酸	4.83	—	—
缬氨酸	79.78	97.06	0.82
异亮氨酸	63.34	25.87	2.45
亮氨酸	122.96	148.29	0.83
酪氨酸	51.61	55.22	0.93

续表

氨基酸种类	蛤蚧尾（毫克/克）	蛤蚧体（毫克/克）	尾:体
苯丙氨酸	71.06	76.79	0.93
赖氨酸	132.18	146.54	0.90
组氨酸	34.51	39.73	0.87
精氨酸	148.63	167.21	0.89

（2）氨基酸含量不同　蛤蚧尾与蛤蚧体中游离氨基酸含量测定结果表明，蛤蚧尾含有 13 种游离氨基酸，与蛤蚧体相比，缺少丙氨酸和半胱氨酸。但其他 8 种必需氨基酸，赖氨酸、精氨酸、组氨酸、苏氨酸、缬氨酸、异亮氨酸、亮氨酸、苯丙氨酸等含量均高于蛤蚧体中相应氨基酸含量。精氨酸高达约 2 倍。作为机体中第一限制性氨基酸——赖氨酸高达 1.38 倍。可见蛤蚧尾的滋补强壮作用大于蛤蚧体是有科学依据的。

从表中可见，蛤蚧尾与蛤蚧体中总氨基酸含量除甘氨酸、谷氨酸稍低外，其他氨基酸含量还是比较相近的。

如果按胡觉民等报道的结果，即推断蛤蚧有效成分为脂类。但蛤蚧的有效成分非常复杂，到底是哪些成分在起作用，值得进一步探讨。

（二）蛤蚧的药理研究

中医认为蛤蚧具有补肺益肾、纳气定喘、助阳益精之功效。现代药理研究认为其具有性激素样作用、抗氧化作用、解痉平喘作用、提高机体应激作用、抗炎作用、抗衰老作用、降低血糖及其他作用。

❂ 1. 蛤蚧对内分泌系统的作用

（1）蛤蚧的雌激素样作用　通过观察蛤蚧对大鼠动情期的影响、生殖器官的重量、激素水平变化，以及临床对绝经期女性影响等研究均显示蛤蚧有雌激素样作用。

将蛤蚧碾粉，用60%乙醇渗漉，渗漉液挥去乙醇，加水制成100%蛤蚧溶液。通过观察大鼠的阴道涂片判断动情期，发现蛤蚧粉乙醇溶液可使未成年大鼠出现动情期，且潜伏期短，子宫增重。可以延长正常雌性小鼠的动情期，对于不能使切除卵巢的大鼠出现动情期，但高剂量组可出现动情前期表现，子宫增重，作用比雌激素（己烯雌酚）弱。蛤蚧乙醇提取物可抑制鼠脑的B型单胺氧化酶，显著降低血液中卵泡刺激素（FSH）水平，提高血中雌二醇（E2）水平。

另外发现，蛤蚧体、尾的乙醇提取物均可使幼年雌性小鼠的子宫和卵巢增重，蛤蚧尾乙醇提取物的增重作用较蛤蚧体的强。体、尾的乙醇提取物分别与求偶素比较，尾的增重作用超过求偶素，体的增重作用接近求偶素。蛤蚧体及尾的乙醇提取物均可使幼年雌性小鼠阴道开放的时间提前，而且蛤蚧尾又比蛤蚧体提取物作用时间提前。

推断蛤蚧的雌激素样作用要通过卵巢才能发挥作用。蛤蚧乙醇提取物对雌性大鼠生殖附件器官（如：子宫及阴道）主要为直接作用，但是其完整的作用须经卵巢、垂体及下丘脑共同参与完成。进一步表明蛤蚧可能适用于一些子宫发育不良的性功能低下患者及需补充雌激素的绝经期妇女，同时应避免给儿童服用，以免导致性早熟。

（2）蛤蚧的雄激素样作用　蛤蚧乙醇提取物雄激素样作用表现在可以使小鼠前列腺、精囊、提肛肌的重量增加。蛤蚧体和尾的乙醇提取物均可以使去势后雄性大鼠的精囊和前列腺重量增加，而蛤蚧尾乙醇提取物的增重作用较蛤蚧体的要强，但是还是不及睾丸素的增重作用大。蛤蚧尾的性激素样作用较蛤蚧体强，这可能与蛤蚧尾的锌含量较蛤蚧体高有关。蛤蚧乙醇提取物水溶性部分（GEH Ⅰ）只能使雄性小鼠的睾丸增重，表现雄性激素样作用，而脂溶性部分（GEH Ⅱ）对雌性小鼠子宫及雄性小鼠睾丸均可增重，其性激素作用表现明显。蛤蚧的雄激素样作用还表现在蛤蚧乙醇提取物能够缩短雄性果蝇交配的潜伏期，延长交配时间。这个实验将果蝇的交配潜伏期及交配时间作为性活力测定指标，较以往反映性机能或性活力指标多以增加动物睾丸或其他附性器官的重量，来间接显示药物的雄激素样作用更加直接和明显，因而也较客观地反映药物的雄激素样作用。

蛤蚧合用党参能明显增加小鼠体重、红细胞和血红蛋白的含量。

中医认为肾主生长、发育和生殖。肾中精气影响机体的生长、发育和生殖能力。肾中精气的盛衰对于防治生长发育不良、生殖机能低下有非常重要的意义。蛤蚧有性激素样作用，增加性器官的重量，提高雌雄激素的水平，使动物发情期提前，缩短交配潜伏期，延长交配时间，可能是蛤蚧补肾功效的物质基础之一。

2. 蛤蚧的抗氧化作用

蛤蚧的抗氧化作用表现在蛤蚧的乙醇提取物对雌性大鼠肝、肾组织抗自由基的作用，结果发现蛤蚧体、尾部乙醇提取液均不同程度地改善了组织中的抗氧化剂水，Mn-SOD、CuZn-SOD、GSH-Px 等三项指标的肝肾变化趋势相同。酶活性的各个实验组均较对照组有统计意义的升高，降低了肝肾线粒体中 LPO 的含量。各实验组显著低于对照组，而且尾部乙醇提取液作用大于体部，随用药时间的延长，体部提取液的药效呈增加趋势。这一作用明显改善了组织的自由基代谢的平衡机制，这可能就是蛤蚧滋补强壮作用的机制之一。

3. 蛤蚧对呼吸系统的作用

中医认为蛤蚧有温肾、补肺、平喘的作用，为呼吸科疾病，如支气管哮喘、支气管炎的常用药物。支气管哮喘的主要发病机制之一是气道炎症、气道高反应性、神经因素等致气道平滑肌收缩,而可逆性气流受限,气道平滑肌松弛则有益于哮喘的缓解。药理实验显示,蛤蚧乙醇提取物对正常或去肾上腺大鼠均有明显平喘作用。蛤蚧身或尾乙醇提取物,3克/千克·天×3天给豚鼠肌注(im),对氯化乙酰胆碱所致哮喘都有明显作用,并解除磷酸组织胺、氯化乙酰胆碱所致的豚鼠离体气管平滑肌收缩痉挛。显示蛤蚧体及尾的乙醇提取物对乙酰胆碱引起的豚鼠哮喘有明显平喘作用,即蛤蚧的乙醇提取物有松弛支气管平滑肌、平喘的作用。但是研究发现鲜蛤蚧水煎剂对平喘作用不明显。

4. 蛤蚧的免疫增强作用

免疫功能分为特异性免疫和非特异性免疫。蛤蚧体或尾的乙醇提取物,均能够加强豚鼠白细胞的移动能力,增强肺、支气管和腹腔吞噬细胞的吞噬功能。蛤蚧乙醇提取物能够对抗强的松龙和环磷酰胺的免疫抑制作用,提高正常小鼠免疫后血清中的溶血素含量,促进B-淋巴细胞增生作用。蛤蚧蜂王浆口服液能显著对抗氧化泼尼松对碳粒廓清速度的抑制,提高环磷酰胺所致的溶血素减少,提高可的松所致T淋巴细胞酯酶染色阳性率的减少。蛤蚧还能增强诱生小鼠体内干扰素的作用。蛤蚧尾乙醇提取物能增强血清中溶菌酶活性,提高抗体效价和提高小鼠淋巴细胞转化率,而蛤蚧体乙醇提取物仅能提高溶菌酶活性和抗体效价,蛤蚧头提取物则没有明显这个作用。脾和胸腺是免疫重要器官,研究发现蛤蚧乙醇提取物能够显著增加小鼠的脾脏重量,对胸腺重量增加不明显。还能提高小鼠静脉注射碳粒的廓清指数,表明具有增强网状内皮系统功能的活性。对非特异性免疫有增强作用。

5. 蛤蚧提高机体抗应激能力的作用

研究发现蛤蚧和桂圆1比2的提取物连续胃管给药10天后,将动物分别放入内装5克碱石灰,容积为125毫升的磨口玻璃瓶内密闭,观察死亡时间。结果 ALG 组动物死亡时间为 13.4 ± 2.2 分钟,对照组为 11.1 ± 1.6。两组比较,蛤蚧桂圆提取物能显著地延长小鼠常压耐缺氧时间。

将小鼠放入 $-18 \sim 20$℃低温冰箱中,观察到蛤蚧桂圆组小鼠耐低温小鼠增多,显示其可提高小鼠耐受低温能力;将小鼠放入 48 ± 1℃培养箱中,给蛤蚧桂圆组小鼠耐受高温时间延长;表明其具有明显的抗应激作用。另外,蛤蚧水提取物对小鼠遭受低温、高温、缺氧等应激刺激也有明显保护作用。

现代研究也证实,蛤蚧党参合用能增强其对低温、高温及缺氧等恶劣环境的耐受能力。

6. 蛤蚧的抗炎作用

蛤蚧的抗炎作用表现在蛤蚧乙醇提取物水溶性部分和脂溶性部分对甲醛性大鼠踝关节肿胀,二甲苯所致小鼠耳部炎症及冰醋酸所致腹腔毛细血管通透性增加均有抑制作用。蛤蚧乙醇提取物对正常或去肾上腺大鼠的蛋清性足肿胀有明显的抑制作用。

7. 蛤蚧的抗衰老作用

衰老是人的机体随着年龄的增加而逐渐产生的一系列形态结构和生理功能的退化过程,是生命活动的自然规律。它涉及多个系统、多个器官功能和形态以及内外环境适应力和机体代谢功能的下降,是一个复杂的生物学现象。

现代医学证实人的衰老与体内自由基反应的关系极为密切。衰老自由基代谢过程中肾虚与免疫、与下丘脑垂体性腺轴,肾虚与自由基,补肾可影响衰老指标的良性改善等均验证了肾虚与衰老的关系及补肾延缓衰老的可行性和有效性。作为补肺益肾的中药蛤蚧对衰老的影响也有报道。

蛤蚧提取液能明显降低鼠脑单胺氧化酶 B 型活性,且能显著降低鼠血液中卵泡激素浓度而显著提高血中雌二醇的浓度。蛤蚧能显著提高心肌组织胞浆和线粒体中、血液红细胞中和肝肾组织胞浆和线粒体中大多数自由基代谢酶活性及谷胱甘肽的含量,同时降低过氧化脂质的含量,且一般尾部作用大于体部,作用随用药时间的延长而明显增强。

蛤蚧乙醇提取物可延长果蝇平均寿命和半数死亡时间,提高果蝇的飞翔活力及耐寒力,延长小鼠缺氧成活时间。

五加参蛤蚧精具有抑制鼠肝匀浆和血清内过氧化脂质的生成作用,并可达到拮抗过氧化的致死作用,因此表明蛤蚧具有抗衰老的作用。

8. 蛤蚧的降低血糖及其他作用

研究发现蛤蚧身或尾的乙醇提取物,对四氧嘧啶造成的高血糖小鼠有一定的降糖作用。蛤蚧的头、身、足、尾均有明显的药理作用,且无任何毒副作用,尤其是蛤蚧尾药理作用显著。

9. 蛤蚧促进生长发育的作用

蛤蚧桂圆组连续给药后第六天还能增加正常小鼠的体重,明显对抗利血平化的小鼠体重的降低,还提示其有促进生长发育,增强体质的作用,这可能与蛤蚧中含有葡萄糖,蔗糖,酒石酸,腺嘌呤,鸟嘌呤，胆碱，色氨酸，亮氨酸，苏氨酸，赖氨酸，苯丙氨酸及维生素 A、B、C、D 等对机体有益的成分有关。

10. 蛤蚧的毒性

蛤蚧毒性低。实验未测出蛤蚧乙醇提取物经口的达到 LD50（半数致死量），灌胃最大耐受量大于 24 小时 135 克/千克。腹腔注射乙醇提取物脂溶性部分的 LD50 为 5.24 克/千克，水溶性部分的 LD50 与脂溶性的相接近。桂圆与蛤蚧提取物小鼠的口服最大耐受量大于 6 小时 50 毫升/千克。五加参蛤蚧精静脉注射 LD50 为 24.93 ±1.23 毫升/千克。有实验证实蛤蚧眼有小毒，验证了古人论述中的"蛤蚧毒在其眼……"的说法。为确保用药安全，蛤蚧眼应作为非药用部位去掉。

但也有报道，初步的急性毒性试验表明，服用眼部位的小白鼠表现出惊悸、抽搐、四处走窜。蛤蚧眼有小毒，其他部分未见毒副反应。这与文献中"其毒在眼"的记载相一致。

▲ 参考文献

1. 许益民，俞莲，吴丽文，王晓宁．蛤蚧脂类成分的研究．中药材，1991，14（10）：33～35

2. 罗谋伦，赵一，林启云．蛤蚧的化学成分及药理研究进展．中成药，36

3. 崔国印，周成明，王兴成．蛤蚧、斑蝥、僵蚕和蝉蜕微量元素分析初报．中药材，1991，14（2）：14～15

4. 陈耀全，张云岩，韩友梯，等．蛤蚧乙醇浸出物成分分析．中成药，1989，11（5）：36～37.

5. 王海波，范玉林．蛤蚧体与蛤蚧尾化学成分的比较．中成药，1989，11（1）：35～36

6. 范玉林,王海波.蛤蚧体与蛤蚧尾化学成分的比较.中成药,1989,11(1):35~36

7. 胡丽华,陆泽俭,王忠胜.蛤蚧各部位药化成分及其毒性之初步分析.辽宁中医杂志,1989,(4):36~37

8. 周小棉,等.蛤蚧对鼠脑B型单胺氧化酶及血中卵泡激素和雌二醇的影响.第一军医大学学报,1994,14(1):42

9. 许士凯,吴国忠,叶新,等.人参蛤蚧及其复方对果蝇性活力的定量实验研究.中成药,1998,11(9):30~31.

10. 刘建武,等.蛤蚧提取液与大白鼠肝肾组织抗氧自由基代谢.广西中医药,1994,(6):284

11. 农兴旭,李茂.桂圆肉和蛤蚧提取液的药理作用.中国中药杂志,1989,14(6):46~47

12. 林启云,等.蛤蚧对动物免疫功能、血糖、耐缺氧的影响.广西中医药,1984,7(5):48

13. 陈一,等.蛤蚧的抗应激和免疫增强作用.中草药,1985,16(5):33

14. 陈一,等.蛤蚧蜂王浆口服液的补益作用.广西中医药,1990,13(2):40

15. 曹治金,等.蛤蚧对免疫功能的影响.广西中医药,1986,9(1):47

16. 覃俊佳,等.蛤蚧的激素样作用实验观察.广西中医药,1983,6(2):37

17. 罗谋伦,等.蛤蚧雌激素样的作用部位实验研究.中成药,1993,15(5):29

18. 王筠默,等.蛤蚧的药理作用研究.现代应用药学,1987,(3):4

19. 许士凯,等.人参、蛤蚧及其复方对果蝇性活力的定量实验研究.中成药,1989,11(9):30

20. 胡觉民,等. 蛤蚧的药理实验研究. 天津中医, 1989, (3): 24

21. 农兴旭,等. 桂圆肉和蛤蚧提取液的药理作用. 中国中药杂志, 1989, 14 (6): 45

22. 陈国千,等. 蛤蚧对鼠脑B型单胺氧化酶活性的影响. 广西中医药, 1992.15 (4): 38

23. 薛长江,等. 蛤蚧对大鼠心肌抗衰老作用的影响. 中药药理与临床, 1992, 8 (2): 21

24. 周小棉,等. 蛤蚧对早老龄大鼠红细胞抗氧化作用的影响. 中药药理与临床, 1993, 9 (4): 19

25. 刘建武,等. 蛤蚧提取液与大白鼠肝、肾组织自由基代谢的影响. 中药药理与临床, 1994, 10 (3): 26

26. 罗谋伦,等. 蛤蚧抗衰老作用实验研究. 老年学杂志, 1990, 10 (6): 347

27. 于庆海,等. 五加参蛤蚧精实验药理研究. 中成药研究. 1987, (3): 45

28. 龚千锋,等. 蛤蚧不同部位的药理作用. 中药材, 1998, 21 (4): 194

29. 胡绍兰,等. 尾全蛤蚧与无尾蛤蚧体活性的比较. 北京中医. 1996, (5): 37

30. 吴占平,等. 蛤蚧定喘丸致上消化道出血一例. 中国中药杂志, 1992, 17 (1): 55

五、蛤蚧的炮制

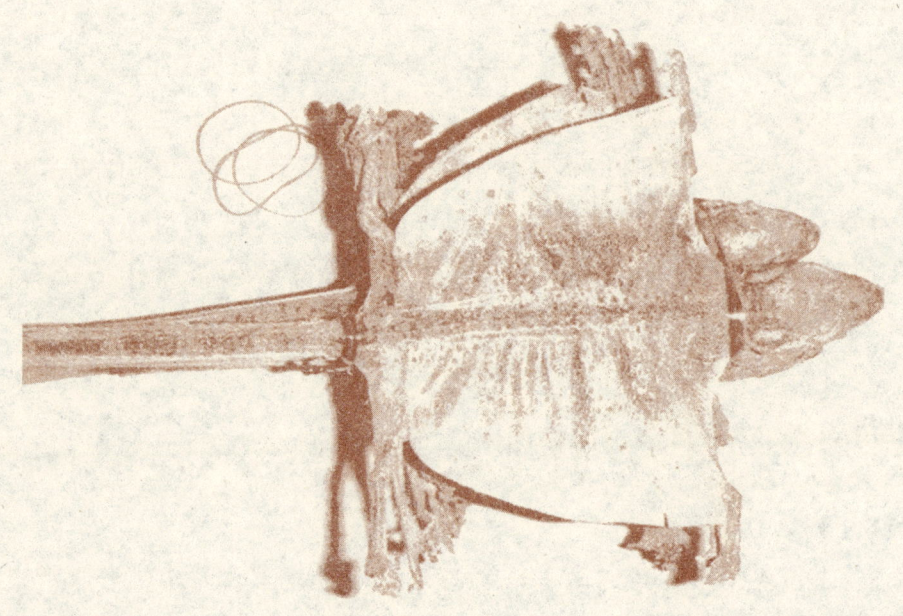

炮制是药物在应用前或制成各种剂型以前必要的加工过程,包括对原药材进行一般修治整理和对部分药材特殊处理。经过炮制可以消除或减低药物的毒性、烈性或副作用,改变药物的性能,使之更能适合病情的需要,便于制剂和贮藏,除去杂质和非药用部分,使药物纯净,这样可以使用量能够更加准确。炮制是否得当,直接关系到药效。本书所讨论的蛤蚧作为动物药无疑也存在炮制的问题。蛤蚧经过炮制处理后才能更符合治疗的需要,充分发挥药效。临床应用时蛤蚧多入丸、散或酒剂中。

（一）蛤蚧的药用部位

文献中对蛤蚧药用部位有所争论，古代就有蛤蚧"眼有毒"，"效在尾"，"去头足鳞片"的记载。当今由于蛤蚧被列为国家二级保护动物，药源日显紧张，因此学术界对蛤蚧的药用部位的研究也自然就成了热点。

1. 历史溯源

（1）关于蛤蚧去眼的记载　认为蛤蚧眼有毒而主张去眼。蛤蚧去眼始见于《雷公炮炙论》，曰"其毒在眼，须去眼及甲上，腹上肉毛……，勿伤尾，效在尾也"，只强调"眼有毒"要去眼，"效在尾"。其后如《本草纲目》、《炮炙大法》、《握灵本草》、《本草述》、《本草述钩元》、《修事指南》、《得配本草》等历代均有沿用。蛤蚧的主产地广西、云南、贵州，在产地加工时，蛤蚧剖开后除去内脏，并切开眼睛放去汁液。这可谓是古代"去眼"之法的沿用。

（2）蛤蚧去头足鳞片的记载　蛤蚧去头足鳞片之法，始见于《日华子本草》"凡用去头足，洗去鳞片内不净……"首次提出了"去头足"。其后《三因极一病症方论》亦有"一对去口足，温水浸去膜，刮了血脉……"的记载。明《本草蒙鉴》则曰："采须全具，入药方灵，制宗雷公，去头足鳞须，雌雄并用。""制宗雷公"首次提出"去头足鳞须"，其后众多医家虽沿用"去头足"之法，但又"去鳞须"，只有清代的《本草述》、《玉秋药解》等几部医书论及。

清代，对蛤蚧药用为何要"去头足"有详细论述。如《本草求真》中曰："……去头足，洗去鳞内不净及肉毛……"《本草辑要》：

"凡使去头足洗去鳞内不净及肉毛……"可见其"去头"是为了"去眼";"去足鳞片"则为了除去不净及肉毛。《中国药典》1977年版至1990年版、《全国中药炮制规范》、《江西中药炮制规范》等均沿用《本草蒙鉴》之"去头足鳞须……"

(3) 蛤蚧全用的记载　蛤蚧全用的记载最早始见于《海药本草》,曰:"力在尾,尾不全者无效,彼人用疗折伤,凡用须炙,令黄色,熟捣。"《太平圣惠方》亦载:"涂酥炙微黄。"《圣济总录》有"净洗,用清酒和蜜,徐炙熟"。

据调查,蛤蚧产地广西,就有带眼不去头足食用的习惯,每次1~2只,亦未见不良反应。贵州在"酒淋润,炙蛤蚧"亦为全用。《新编中药炮制法》所载,蛤蚧亦为全用。

(二) 蛤蚧药用部位的现代研究

因常年捕杀,蛤蚧数量下降,加之蛤蚧被定为国家二级保护动物,被禁止捕杀,市场上蛤蚧药源短缺。针对古代文献的记述,现代有人探讨了蛤蚧的不同药用部位的可能性,以求充分利用有限资源。

1. 关于蛤蚧眼有毒、无毒的研究

有学者取产自广西的蛤蚧39对,分剪为含眼之前头部,眼后头部,腕部以下的爪,不含头、尾、爪部之皮,躯干与四肢部位骨及肉,尾部六个部分,发现各部位氨基酸成分无差别。急毒性试验成人口服量200倍的含眼之前头部与尾部的乙醇提取物,腹腔注射到小鼠体内未发现有中毒反应。

但也有报道,初步的急性毒性试验表明,服用眼部位的小白鼠表

现出惊悸、抽搐、四处走窜。认为蛤蚧眼有小毒，其他部分未见毒副反应。这与文献中"其毒在眼"的记载相一致。

◇ 2. 蛤蚧尾体药效研究

眼部各类氨基酸加和量与其他部位（头、身、尾、爪）比较含量最低。仅组氨酸、色氨酸含量眼部高于其他部位及各部位均值。眼部组氨酸高出均值 2 倍多，色氨酸高出均值近 2 倍。另外，谷氨酸也略高出均值。其他 13 种氨基酸眼部含量均不同程度地低于各部位均值。体、尾部氨基酸含量最高。各种氨基酸加和量高出眼部近 1 倍。除组氨酸、色氨酸外，其他氨基酸含量均高出于各部位均值。头部氨基酸加和量低于体尾部排第三位，除精氨酸、甘氨酸、酪氨酸含量略高于各部位均值外，其余都低于均值。爪部各类氨基酸加和量略高于眼部，排第四位，所含各类氨基酸均低于各部位均值。

临床反复使用，蛤蚧尾与躯体药效差异不明显，其内脏、眼球、头同用未见不良反应，同时发现生蛤蚧药力高于干蛤蚧。

因此，现代研究认为蛤蚧各部位（头、身、尾、眼、爪）的氨基酸和微量元素含量基本相似，只是爪、眼中含量偏低。但因安全起见蛤蚧入药时应尽量去除眼部，以防不测发生。

（三）蛤蚧的炮制方法

按照不同的治疗要求，有多种炮制方法，有时加用适宜的辅料。注意炮制技术中的方法，火候的掌握也非常重要。历代对蛤蚧的炮制方法有很多种，蛤蚧古代炮制用酒浸焙、炙黄、酒炙、蜜炙、酥炙等。现代有净制、酒洗、酒焙、烘制、酒炒、蜜炙、砂烫、油酥、酒煮等方法。其目的多为增补作用，矫味，易于粉碎入丸散剂。如酒炙有利于去除腥味，便于粉碎。具体方法和出处为：

"纸焙炙"——《雷公炮炙论》；

"涂酥炙黄"、"醋涂炙"——《太平圣惠方》；

"汤洗、慢火炙"——《博济方》；

"净洗，清酒和蜜涂炙熟"，"酒浸酥炙"，"蜜炙"——《圣济总录》；

"煅存性"——《洪氏集验方》；

"好醋炙"——《三因方》；

"用水浸……洗去腥、酥炙"——《卫生宝鉴》；

"酒浸焙"——《本草丛新》。

1. 蛤蚧的一般处理

将活蛤蚧置于地上，用锤子对准脑门轻击一下，使其昏死，然后将蛤蚧的额部挂于加工台上倒勾钉的一锋利铁钉上，钉尖露出台面15毫米左右。使腹部朝上，左手握住蛤蚧，右手持尖头利刀，刀口向上，刀尖自泄殖孔向前直切喉前部皮下。也可用剪刀从肛门剪至喉前部。刀口或剪口线不直，加工出的蛤蚧切口边缘就不直，从而影响规格和质量。除净内脏，勿伤内脏，不需清洗，用两根细竹条，竹条的长度约相当于四肢向左右伸展的长度，分别插入前肢和后肢，将四肢伸展开；用两根约1厘米宽的薄竹片高叉固定四肢的基部，使其挺直。用两根薄竹片，长度相当于前后肢内侧的距离，两竹片并排在一起的宽度约等于竹片长度，下面一片后角修圆，将腹壁左右横撑开，以绷足为度；用一根长于全身的扁竹条，沿背部内面直伸到头腹皮下，再用棉纸条将尾和扁竹条捆扎固定，以防尾折断。加工场均建有烘炉，大小视加工数量而定。大烘炉一次可烘300～400条蛤蚧。烘炉结构可以简单，形式不要求一致，只要能起到烘干作用就行，因此可以因陋就简。检查蛤蚧干，如果成灰色，眼全陷入，尾瘪，用手指击头部有响声表示已经足干。待凉取出，即成干蛤蚧。将蛤蚧干按规格分大小等级，两条对合，用棉纸条扎尾，就成商品药材"对蛤蚧"。

炮制则用蛤蚧去头、眼、鲜皮、内脏后直接入药或浸酒。

2. 蛤蚧的炮制方法

（1）修制

①纯净处理：《本草纲目》中记载了蛤蚧的炮制，雷斅说："其毒在眼，须去眼及甲上、尾上、腹上肉毛，以酒浸透，隔两重纸缓焙令干，以瓷器盛，悬屋东角上一夜用之，力可十倍，勿伤尾也。"《日华子本草》记载："凡用去头、足，洗去鳞鬣内不净，以酥炙用（或用蜜炙）。"

蛤蚧在用之前要去除非药用部位，去掉杂质，也就是去除甲上、尾上、腹上肉毛，认为眼有小毒，去除眼，也就是消除蛤蚧药用的毒性。

②切制处理：取原药材，除去鳞片及头爪，切成小块，置木箱中，与花椒拌存，严密封装后，置阴凉干燥处。将蛤蚧切成小块有利于蛤蚧的干燥、贮存以及使用时用量准确，以便于进行其他炮制。

（2）酒制

①取原药去鳞片及头足，切成小块，用黄酒浸润后，烘干。每100千克净药用黄酒20千克。

②将蛤蚧去掉头足，折成段，用黄酒（每对用黄酒26克）浸后。用火微焙，然后将焙好的蛤蚧剪取尾部供存。

③原药去掉竹片，刷净，切去脚爪和头（齐眼睛处切除），置铁丝筛上，用文火烤热，离火，喷适量白酒，又置火上酥制，离火，再喷适量白酒，反复数次，制至松脆为度，放凉，研细粉即得。每蛤蚧1对，用白酒30克。

④先将黄酒置锅内，沸后，再放入已去头足成段的蛤蚧，微煮至黄酒吸尽，取出晾凉，晒干入库即得。每对蛤蚧，用黄酒24克。

（3）焙制　取蛤蚧，除去鳞片、头、脚等杂质，焙至黄色酥脆为度。

（4）炒制　炒制有炒黄、炒焦、炒炭等程度不同的清炒法。蛤蚧多用砂炒、滑石炒和蛤粉炒等方法。使用这些方法，为使蛤蚧受热均匀酥脆，易于煎出有效成分。

①取净蛤蚧投入热砂内，不断翻动，至泡酥，显黄色，取出，筛去砂，研粉。

②取原只蛤蚧先剪尾巴研末，再剪去头足，肉剪成5平方厘米大小方块。先将砂放锅内，经文火加热，把去净头足鳞片的蛤蚧放在砂内炒成黄色，去砂研末备用。

③取原药大小分档，去鳞片及头足，先将滑石粉炒热后，加入净药，中火炒至药材酥脆为度，取出，筛去滑石粉，每100千克净药用滑石粉30千克。

④把剪好的蛤蚧肉放入经文火加热的蛤粉内轻炒至微黄挂粉，去蛤粉即可。先将锅洗净烧热后洒上煅蛤粉炒热后，再放入除去头、足切成段的蛤蚧，以文火拌炒，约7～10分钟，见发泡鼓起，即可取出筛去蛤粉，晾透研成粉末。蛤蚧经酒炙、砂炙易焦且卷边，该法的优点是蛤粉炒可防止蛤蚧炙时焦化或炭化。且蛤粉功可化痰止咳，与蛤粉同炒可加强治咳喘之功。

（5）油制

①取净蛤蚧，用无烟炉火烘烤，边烤边涂小量香油（芝麻油）以烤至干脆即得。

②取净蛤蚧去头、足，涂上1层乳油，在无烟火上炽烤，并勤加翻动至酥。

③刷净鳞片，剥去头足，除掉竹板，剪碎，置锅内加入适量酥油，文火炙至色黄酥脆，取出晾凉。

（6）研粉　蛤蚧尾研粉吞服疗效更好。

3. 蛤蚧成品的性状

蛤蚧：为不规则的片状小块，表面灰黑色或银灰色，有黄棕色或灰棕色的斑点及鳞甲脱落的痕迹，切面黄白色或灰白色，脊椎骨及肋骨突起清晰，稍具腥气，味微咸。

酒蛤蚧：形状如蛤蚧块，稍具酒气，味微咸。

蛤蚧粉：（见蛤蚧的显微特征一节。）

4. 炮制对蛤蚧成分的影响

龚千锋等为了提高蛤蚧的利用率，对蛤蚧不同部位及两种炮制品种进行氨基酸、微量元素比较研究，为蛤蚧综合利用提供依据。他们取蛤蚧净制，分剪为去眼之头（A）、眼（B）、去爪之身（C）、尾（D）、爪（腕部以下E）五部分；以及药典法制品（F）：取原药去鳞片及头足，切成小块，用黄酒浸润后，烘干。每100千克净药用黄酒10千克；江西法制品（G）：取原药大小分档，去鳞片及头足，先将滑石粉炒热后，加入净药，中火炒至药材酥脆为度，取出，筛去滑石粉，每100千克净药用滑石粉30千克。将以上7个样品进行氨基酸和微量元素的测定。

表11　蛤蚧不同炮制品氨基酸含量

（单位：毫克/千克）

	A（头）	B（眼）	C（身）	D（尾）	E（爪）	F（药典法）	G（江西法）	平均值
天门冬氨酸	37.63	23.70	53.68	51.59	28.69	20.80	45.17	39.05
谷氨酸	50.28	57.12	66.11	64.86	34.77	29.67	73.24	54.66
丙氨酸	39.08	21.28	54.70	55.05	30.64	21.40	45.35	40.15

续表

	A（头）	B（眼）	C（身）	D（尾）	E（爪）	F（药典法）	G（江西法）	平均值
异亮氨酸	8.08	8.18	11.08	8.58	8.16	5.48	15.35	8.42
苯丙氨酸	12.96	-	18.14	17.68	8.92	15.60	17.99	14.42
精氨酸	39.24	20.45	47.41	47.88	26.15	14.74	33.57	36.23
苏氨酸	9.89	8.20	13.13	12.35	6.93	5.39	12.60	10.11
脯氨酸	46.47	24.84	67.64	67.54	37.16	23.43	49.12	48.78
缬氨酸	13.03	11.61	17.15	15.32	9.89	7.71	18.05	13.40
亮氨酸	19.29	17.64	26.74	24.68	14.42	12.25	30.96	20.55
组氨酸	6.15	18.43	7.91	5.43	7.54	5.93	9.10	9.09
丝氨酸	18.96	15.62	29.28	27.75	16.26	10.55	17.41	21.58
甘氨酸	92.99	47.74	120.06	126.96	74.65	47.90	79.29	92.48
氮氨酸	3.03	3.24	3.96	4.43	2.24	2.28	6.92	3.38
酪氨酸	5.29	1.21	8.19	6.65	3.36	4.11	11.51	4.54
赖氨酸	17.01	18.37	23.94	26.72	16.39	8.27	19.41	20.49
色氨酸	3.27	6.78	3.03	2.59	3.24	5.16	10.70	3.78
加和量	423.12	304.41	570.18	566.04	327.41	241.21	495.74	438.23

表12　蛤蚧不同炮制品微量元素含量

（单位：微克/克）

	A（头）	B（眼）	C（身）	D（尾）	E（爪）	F（药典法）	G（江西法）	平均值
Co（钴）	1	1	<0.5	<0.5	<0.5	<0.5	<0.5	
Cr（铬）	4.5	6.5	6.0	6.0	6.5	5.0	6.0	5.9
Mn（锰）	3.5	6.5	7.0	7.0	12.5	7.0	5.0	7.3
Cu（铜）	12	20.5	13.5	30.5	18	12	12	18.9
Zn（锌）	150	275	150	325	175	150	100	215
Fe（铁）	300	375	375	850	550	300	325	490
Mg（镁）	1 450	1 025	1 500	975	1 275	1 125	1 450	1 245
Na（钠）	4 750	9 500	3 625	4 500	5 450	3 525	2 950	5 565

续表

	A（头）	B（眼）	C（身）	D（尾）	E（爪）	F（药典法）	G（江西法）	平均值
K（钾）	7 200	11 400	11 200	8 400	7 750	11 200	9 100	9 190
Ca（钙）	1.145×10^6	4.4×10^4	6.05×10^4	3.15×10^4	6.6×10^4	3.8×10^4	2.25×10^4	6.33×10^4

氨基酸测定结果表明蛤蚧各部位及药典法、江西法二种制品中均未检出胱氨酸，眼部各类氨基酸加和量与其他部位（头、身、尾、爪）比较含量最低。眼部仅组氨酸、色氨酸配含量高于其他部位及各部位均值。眼部组氨酸高出均值两倍多，色氨酸高出均值近2倍。另谷氨酸也略高出均值。其他13种氨基酸眼部含量均不同程度地低于各部位均值。体、尾部氨基酸含量最高。各种氨基酸加和量高出眼部近1倍。除组氨酸、色氨酸外其他氨基酸含量均高出于各部位均值。头部氨基酸加和量低于体尾部排第三位，除精氨酸、甘氨酸、酪氨酸含量略高于各部位均值外，其余都低于均值。爪部各类氨基酸加和量略高于眼部，排第四位，所含各类氨基酸均低于各部位均值。

药典法、江西法两种制品氨基酸测定结果表明，江西法制品所含各类氨基酸加和量为495.74毫克/千克，药典法制品为241.21毫克/千克，江西法比药典法高出1倍多，且江西法制品中所测各类氨基酸含量均高于药典法制品，其中天门冬氨酸、谷氨酸、丙氨酸、异亮氨酸、精氨酸、苏氨酸、脯氨酸、缬氨酸、亮氨酸、氮氨酸、酪氨酸、赖氨酸、色氨酸含量，江西法高出药典法1倍以上。

▲ 参考文献

1. 雷敩《雷公炮炙论》辑自《证类本草》，人民卫生出版社
2. 日华字. 日华子本草. 尚志均辑复本，1983
3. 陈言. 三因极一病证方沦. 人民卫生出版社，1957
4. 陈嘉读. 本草蒙鉴. 人民卫生出版社，1988

5. 黄宫绣. 本草求真. 人民卫生出版社, 1985

6. 林玉友. 本草辑复. 清道光十一年（1931）刻本

8. 李珣. 海药本草. 尚志均辑复本, 1983

9. 王怀隐. 太平圣惠方. 人民卫生出版社, 1959

10. 太医院. 圣济总录. 人民卫生出版社, 1962

11. 马兴民. 新编中药炮制法. 陕西科技出版社, 1983

12. 吕文海. 中药炮制学. 科学出版社, 北京: 1992, 284~286

13. 龚千锋, 等. 江西药学, 1993, 1: 33

14. 胡丽华, 陆泽俭, 王忠胜. 蛤蚧各部位药化成分及其毒性之初步分析. 辽宁中医杂志, 1989, (4): 36~37

15. 徐如意. 几种药用动物加工方法. 中国农村小康科技, 2001, 11~12: 57

16. 文召. 几种药用动物加工方法. 农村实用科技, 2002, 12: 27

17. 邹广江. 中药通报, (6): 42, 1981

18. 龚千锋, 余润民, 王文凯, 等. 蛤蚧炮制对氨基酸和微量元素含量的影响. 中药材, 1997, 20 (3): 137~139

19. 颜成杰. 蛤蚧炮制的文献探讨. 中成药, 1995, 17 (2): 20~21

20. 程繁荣. 电热恒温干燥箱酥制蛤蚧. 中成药, 1996, 18 (3): 49

21. 李成. 蛤蚧炮制工艺改革. 时珍国药研究, 1996, 7 (1): 46

六、蛤蚧的功效与临床应用

（一）蛤蚧的功能主治

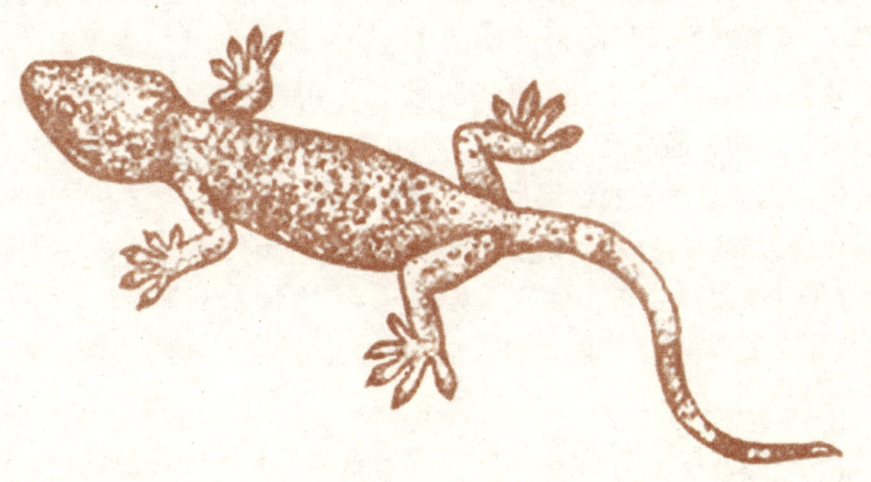

中医药学理论是指导临床合理使用中药的法则和用药理论依据。蛤蚧作为常用的名贵中药，临床应用时要根据中医理论药物的性味归经和功能主治而治疗疾病。

1. 性味归经

蛤蚧咸平，归肺、肾经。

2. 功能与主治

（1）历代医家对蛤蚧的点评　《本草纲目》："久咳嗽，肺痨传尸，杀鬼物邪气，下淋沥，通水道。开宝：下石淋，通月经，治肺气，疗咳血。日华：肺痿咯血，咳嗽上气，治折伤。海药：补肺气，益精血，定喘止嗽，疗肺痈消渴，助阳道。"时珍曰："昔人言补可去弱，人参羊肉之属。蛤蚧补肺气，定喘止渴，功同人参；益阴血，助精扶羸，功同羊肉。近世治劳损痿弱，许叔微治消渴，皆用之，俱取其滋补也。"刘纯云："气液衰、阴血竭者，宜用之。"何大英云："定喘止嗽，莫佳于此。"时珍在《本草纲目》中记录了《开宝本草》、《日华本草》、《海药本草》等对蛤蚧的论述，它能补肺气，通水道，益精血，定喘止嗽，用于治疗长久的咳嗽上气，肺痿肺痈，肺痨咯血，消渴，跌打损伤，通月经，下石淋，壮阳。李时珍讲，补能扶弱，像人参、羊肉这类有滋补的作用的药物就是这样。蛤蚧补肺气，定喘止渴的功用像人参一样；补益阴血，助精补虚的功用像羊肉一样。

《海药本草》："疗折伤，主肺痿上气，咯血咳嗽。"

《本草备要》："补肺润肾，益精助阳，治渴，定喘止嗽，肺痿咯血，气虚血竭。"

《本草经疏》："蛤蚧其主久肺劳咳嗽淋沥者皆肺肾为病，劳极则肺肾虚而生热，故外邪易侵，内证兼发也，蛤蚧属阴能补水之上源，则肺肾皆得所养，而劳热咳嗽自除，肺朝百脉，通调水道下输膀胱，肺气清，故淋沥水道自通也。"中医认为肺是水之上源，肺朝百脉，通调水道下输膀胱。也就是说全身的血液，都通过经脉而到达肺，通过肺的呼吸，进行气体交换，然后通过心脏再运输到全身。肺有疏通水液的运行和排泄的道路的作用，可调节汗液的排泄，并可将体内的水液不断地输送到肾脏和膀胱。蛤蚧能补水之上源，即蛤蚧能补肺，使肺肾都能得到补益，而治疗肺痨咳嗽淋沥等证。

《日华子诸家本草》："治肺气，止嗽，并通月经，下石淋及治血。"

《本草再新》："温中益肾，固精助阳，通淋，行血，蛤蚧尾能治疝。"

蛤蚧能补肺以水之上源。李时珍在《本草纲目》中盛赞蛤蚧"补肺止渴，功同人参，益气扶赢，功同羊肉。"《经疏》指出："咳嗽由风寒外邪者不宜用。出广南。首如蟾蜍，背绿色斑点如锦纹。雄为蛤，（鸣声亦然，因声而名），皮粗口大，身小尾长。雌性为蚧，皮细口尖身大尾小。雌雄相呼，屡日乃交，两两相抱，捕者擎之，虽死不开。房术用之甚效，不论牝牡者只可入杂药。口含少许，奔走不喘者真，药力在尾。（见人捕之，辄自噬断其尾，尾不全者不效）。"

综上所述，古代文献认为蛤蚧具有补肺止咳平喘，温肾固精助阳，治消渴，通淋行血，通月经的功效。

(2) 功能主治 补肺益肾，止嗽纳气平喘，助阳益精。

锌是人体内多种酶系的必要组成部分，是体内 DNA 复制、RNA 转录所必需的 DNA 聚合酶和 RNA 聚合酶，以及合成核酸所必需的胸腺嘧啶核苷激酶的组成成分，并对垂体促性腺激素的分泌、垂体组织及血液内促生长激素的含量及性腺的功能均有影响。睾丸内含有大量的锌，机体缺锌时，精子的生成及运动能力降低。据研究发现：阳虚病人有血锌水平下降现象，因此认为，蛤蚧所含锌等元素或其配合物是其补肾助阳的物质基础之一。

蛤蚧尾因其味咸性平，入肺肾心三经，长于补肺益肾，摄纳肺气，为治疗肺肾虚喘之要药，且有温肾壮阳的作用，在清宫用药中常作为药引，用于治疗肾元不足、肺气不降的咳喘之症。服之可使气归下元，虚喘得平。

用于虚喘、劳嗽咳血、阳痿早泄、尿频遗精、治渴通淋、肺痿咯血、气虚血竭、畏寒赢瘦，肾虚腰痛者宜用之。虚劳阳痿、喘咳咯血。

（二）蛤蚧的配伍应用

在中医理论指导下，采用两种或两种以上的药物配合应用，可达到相互协同的作用。适当的配伍可调整药物的性味功能，增强药物的疗效。药物配伍要遵从一定的原则，即主药针对主病、主证起主要作用，解决主要矛盾；辅药是配合主药加强疗效起协同作用的药物；佐药是协助主药治疗兼证或缓解、消除主药的烈性毒性的药物。

1. 蛤蚧常用配伍

蛤蚧属于补肺肾之气、纳气平喘、治疗虚喘之药。常用于治疗肺肾两虚、肾不纳气的虚喘久咳、术后虚证、不育症等疾病。蛤蚧除了可单用外，还常常与补气养血、平喘化痰、滋肾之药配伍应用，临床上以求达到事半功倍的疗效。

（1）蛤蚧配人参　人参味甘微苦，性平，入脾、肺、心经。既大补元气，以治疗气虚欲脱，短气神疲，脉微欲绝垂危之症；又补脾益肺，用于治疗肺气虚引起的呼吸短促，动则加重，以及脾胃虚弱所致的倦怠无力，食欲不振，胸腹胀满，或久泄脱肛等症；还能生津止渴，用于治疗消渴病，热性病耗伤津液等症。另外，还能益心气，安心神，疗失眠，用于治疗气血两虚所导致的心神不安、心悸怔忡、失眠健忘等症。

蛤蚧与人参同为补气之品，蛤蚧与人参配合应用可增强益气补虚的功效。补虚益肺，用于体弱肺虚、气短乏力、喘咳不止等症，如人参蛤蚧散。

（2）蛤蚧配川贝　川贝母味苦、甘，性微寒，入心、肺经。本品苦泄甘润，微寒清热，它既能清肺凉心、润肺化痰，又能开郁散结、清泄胸中郁结之火，用于治疗外感风热咳嗽，肺虚久咳、痰少咽燥，痰火郁结、咯痰黄稠，肺痨咳嗽，痰中带血，甚至咯血等症。润肺化痰，清热止咳。

蛤蚧配川贝母共同达到助阳补肾，止咳化痰的作用。治疗肾虚喘咳，肺痨咯血。

(3) 蛤蚧配冬虫夏草　冬虫夏草味甘，性温，入肾、肺经。本品有益肾补阳的功效，用于阳痿遗精，腰膝酸软；又有补肺阴，可止血化痰。用于久咳虚喘，劳嗽痰血等症。此外，还可用于病后体虚不复，有补虚功效。

蛤蚧配冬虫夏草补命门益精助阳，敛肺阴，止咳平喘。用于肺虚咳喘，阳痿遗精，支气管扩张，肺气肿。蛤蚧 1 对、虫草 50 克，慢火焙干，共研细末，日服 2 次，每次 5 克。温开水送服。

(4) 蛤蚧配海马　海马味咸甘，性温。本品有补肾壮阳，散瘀消肿的功效。用于肾虚阳痿，气喘，跌打肿痛，外用治疗疔疮肿毒。

蛤蚧配海马共同补肾壮阳，平喘。治疗肾虚阳痿遗精。如海马蛤蚧散。

(5) 蛤蚧配紫河车　紫河车味甘咸，性温，入肺、肾、肝经。本品有补精、养血、益气的功效。但药力缓和，常需配伍应用。用于肾气不足，精血衰少所致的不孕或阳痿、遗精、腰酸、头晕、耳鸣等症。补肺气，益肾精，用于肺肾两虚的气喘，由其在不发作时服用，可以固本，减少发作。

蛤蚧配紫河车，补肺益肾，纳气定喘。应用于肺虚痨嗽、咳喘不宁、气管炎、支气管炎、肺气肿、支气管扩张。常用于缓解期以减少发作。

(6) 蛤蚧配阿胶、生地黄　滋阴养血，润燥清热止血平喘。治久喘失音、肺痨咯血、支气管扩张咯血。

生地为玄参科植物地黄晒干后的根茎。味甘、苦，性凉，入心、肝、肾经。本品味厚气薄，功专滋阴清热，养血润燥，凉血止血，生津止渴，用于温病发热，舌绛口渴，阴虚发热，热病后期，低热不退，消渴，吐血，尿血，便血，崩漏下血，月经不调，胎动不安，阴伤便秘。

阿胶产于山东省东阿县而得名。味甘，性平。入肺、肝、肾经。本品色黑、质润不燥，为补血之上品。其功用如下。

①补血止血，用于治疗血虚萎黄、面色㿠白、头昏眼黑、心悸心烦、失眠健忘等症。

②补络止血，以治疗多种出血性病症，如虚劳咯血、吐血、尿血等，以及便血、崩漏下血。

③滋阴润肺，养阴熄风，用于治疗阴虚肺燥、咳嗽痰少、咽喉干燥等症。

④治疗热邪伤阴、虚风内动所引起的惊厥抽搐，以及阴虚火旺所引起的心烦失眠等症。另外，还可用于治疗癫痫、慢性肾炎所导致的腰酸腰痛、尿蛋白等。补肝血，滋肾水，润肺燥，凝固血络而止出血。

（7）蛤蚧配二冬、百合　百合味甘，性微寒，入心、肺经。甘中有收，既能清心肺之余热，而敛气养心、安神定魄，用于治疗热性病后余热未尽所引起的神思恍惚，烦躁失眠，又能润肺止咳，用于治疗肺燥咳嗽，或肺虚久咳，或阴虚久咳、痰中带血等症。

天冬味甘、苦，性大寒，入肺肾经。甘寒滋阴，苦寒泄热，能滋阴润燥、清肺泻火、化痰止咳、滋肾阴、退虚热，用于治疗阴虚发热、潮热盗汗，阴虚肺燥、干咳少痰，甚至吐血、肺痿、肺痈、咽喉肿、消渴、便秘等症。

麦冬味甘，微苦，性微寒，入心、肺、胃经。既能养阴润肺、化痰止咳，用于治疗阴虚肺燥、干咳少痰，或咳逆痰稠、咽喉不利，以及吐血、咯血、肺痿、肺痈，又能养胃阴，生津液，润肠燥，以治疗热病伤津、咽干口渴、舌红少苔、大便燥结，还能清心除烦，可治心阴不足引起的心烦、失眠、心悸、怔忡。

蛤蚧配二冬、百合等达到润肺清金之效。用于肺痿、咯血肺燥干咳等症。

（8）蛤蚧配胡桃肉　胡桃肉又叫核桃仁。味甘，性温，入肺、肾、大肠经。胡桃肉味甘气热，皮涩肉润汁黑。它既能温补命门、色精固气，用于治疗肾虚阳衰、腰痛酸楚、两足痿软、小便频数等症，又能补气养血、敛气定喘，用于治疗肺肾不足、咳嗽气喘等症，还能温肺润肠，用于治疗血虚、津枯引起的肠燥便秘，也可治疗老年人气虚便秘。

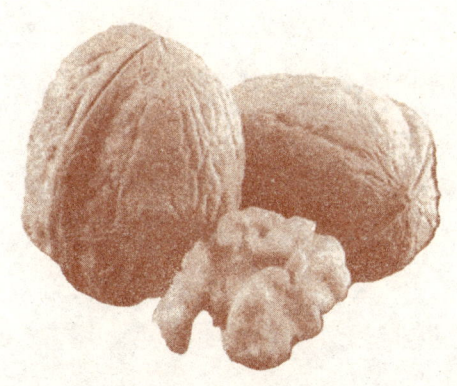

蛤蚧配胡桃肉达到滋补肝肾，纳气平喘的功效。用于肺肾不足、咳嗽气喘及肾虚阳衰、腰痛酸楚、两足痿软、小便频数等症。

（9）蛤蚧配桂圆肉　桂圆肉又称龙眼肉，味甘，性温，入心、脾经。本品能补益心脾，既不滋腻，又不壅气，为滋补良药。常用于思虑过度，劳伤心脾引起的惊悸、怔忡、失眠、健忘等症，又可补益气血，用于气血不足之证。

蛤蚧配桂圆肉补益之力加强。常可用于气血不足之证。

（10）蛤蚧配青蒿、鳖甲、丹皮、小麦等治虚热在血分。

2. 临床应用举例

（1）治肺痨咳嗽，常与麦冬、款冬花、胡黄连、白羊肺等药

（2）治阳痿滑精，宜与人参、鹿茸、淫羊藿、巴戟天等药同用。

（3）治肺咳面浮、四肢浮肿，每与人参、糯米等药配伍。

（4）治肺虚咳嗽、肾虚作喘，可与人参、杏仁、炙甘草、知母、贝母、桑白皮等药合用。

（5）《三家医案合刻》中即记载"每至新凉，阳微饮逆，气喘不得卧，宜摄阴通阳，附桂八味加蛤蚧、杏仁、橘红；炼蜜为丸。"

（6）病案记载：光绪咳嗽、气逆、发喘、夜间睡眠常被咳嗽所打扰，不能成眠，腰痛腿酸，行步困难，肢体无力软弱，病情表现为虚损之象。可知光绪肺肾虚久，肾不纳气，肺虚不能起到降气的功能，以致气虚上逆而出现喘。治疗以蛤蚧尾专补肺益肾，纳气定喘，用作降肺和胃、止嗽定喘方药的药引，服之可使气归下元，虚喘得平。

（三）蛤蚧的药用剂型

蛤蚧入药历史悠久，其药用剂型很多，临床多为内服，从目前国内临床应用与各制药厂制备情况看，主要剂型有以下几种。

1. 汤剂

又称为煎剂，是蛤蚧及配伍药材加水煎煮，滤去药渣的液体制剂。即按规定称取药材饮片，置于适当的容器中（一般为沙锅），加水浸泡药材10~15分钟，加热煮沸，然后减火，保持微沸，煎沸约30分钟，将煎液倾出，药渣再煎煮一次，两次煎液合并混合即得。煎煮中，如医嘱对煎煮提出要求，则按医嘱办。

2. 散剂

指蛤蚧及其配伍药物混合而制成的干燥粉末状制剂。既可口服，亦能外用。制备方法为，取干品药材，粉碎，取细末过 80～100 目筛，即得。如人参蛤蚧散。

3. 胶囊剂

指蛤蚧粉或含蛤蚧成分的药粉装于两节嵌合的空心胶囊中。胶囊剂有药厂生产的，也有医院药房制备的，家庭亦可自制。如蛤蚧大补胶囊等。

4. 片剂

指蛤蚧及配伍药材，经加工压制成片状的药品。即将规定药物粉碎后与辅料混合均匀，压制而成。因蛤蚧味腥，一般在压制片（也称片心）外包有衣膜，俗称糖衣片。

5. 丸剂

指蛤蚧及配伍药材细粉加黏合剂制成的圆球状药品，分蜜丸、水丸等，蛤蚧所制丸剂一般多为蜜丸。即将规定药材粉碎后，过 80～100 目筛，炼蜜（100～110℃），蜜凉至 60℃后，将药粉与蜜混合，搅拌均匀，按规定的重量，制成丸，药丸可根据需要用蜡纸包封。如蛤蚧定喘丸等。

6. 口服安瓿剂

俗称口服液，指以汤剂为基础，提取蛤蚧及配伍药材的有效成分，加入矫味剂，制成的一种口服药品。

（四）蛤蚧的服用方法

1. 用法与用量

在中医辨证基础上用药，剂量的准确可以达到药到病除的目的，是临床应用的关键所在。药物剂量少用效果不佳，多用药物浪费，且增加毒副作用。

古代文献记载蛤蚧多是1对入药。并有男子补用蛤，女子补用蚧之说，交配时的对蛤蚧壮阳之力最佳。现代应用时蛤蚧可入丸散、水煎剂、酒浸等。

（1）水煎服　3～7克。

（2）吞服　研末，每次1～2克，1日3次。治疗阳痿遗精。

（3）酒浸　酒浸服，用1～2对。

2. 使用注意事项

凡是药物均有利弊宜忌，调补要适可而止，不可滥补，因为虚有阴虚、阳虚、气虚、血虚以及五脏偏虚的不同，亦有病邪未尽而虚，因此用药要适当，既不可延误治疗，也不可盲目滥用。作为蛤蚧功可补肺益肾，平喘，补虚扶羸，也应严格依据中医基础理论，遵从一定原则，严格把握适应证，根据疾病发生、发展与转归的影响因素，如病人的个体体质、年龄、性别、生活习惯，用药的季节气候、环境等因素，也就是常说的因时、因地、因人制宜，正确使用，才能达到治疗疾病的目的。不是所有人都适合用蛤蚧，滥用非但无益，反而有害。

(1) *认真辨证，正确使用*　临床使用蛤蚧时应严格辨证。《证治准绳》记载："裴泽之夫人病寒热，月事不至者数年，又加喘嗽，医者率以蛤蚧、桂、附投之，……病阴为阳所搏，温剂太过，故无益反害，投以凉剂，凉血和血药则行矣。"《回春录》记载："范蔚然，气促音微，呃忒自汗，饮水下咽，随即倾吐无余，曰伏暑在肺，……疑其阳虚将脱，予人参、当归、蛤蚧、柿蒂、丁香以补而纳之，愈补愈逆，邪愈不出……"以上两则医案均是辨证不准确，误用蛤蚧等温热补益药物，而致病情加重的实例。说明应用蛤蚧等补益药时要认真辨证，只有辨证正确，才能做到合理应用，以免滥用致害。

(2) *滥用无益，反而有害*　清朝罗国纲所写的医书中也提出"至于有之不以为益，……如蛤蚧……性之不正，适以引人损精耗神者也"的观点，指出了蛤蚧作为补益药，有壮阳的功效，如果使用不当，壮阳过度，可损耗人的精神。

(3) *注意禁忌证*　历代文献也记载了蛤蚧的使用禁忌。如《经疏》明确指出："咳嗽由风寒外邪者不宜用。"

现代中医认为外感咳嗽，阴虚火动，风邪喘咳者忌用。风寒及实热痰饮喘咳者不宜服。外邪未尽，慎重使用补益药，否则可使外邪流连不易痊愈。

(五) 蛤蚧的临床应用

蛤蚧作为名贵中药，广泛地应用于治疗虚劳喘咳、咯血、肺结核、阳痿早泄、老年气虚等病症。用蛤蚧为主炮制的各类蛤蚧酒，畅销国内外，蛤蚧的中成药如蛤蚧定喘丸、蛤蚧大补丸等也广泛应用于临床。

1. 单味药应用

《寿世保元·药性歌括》："蛤蚧味咸，肺痿血咯，传尸劳瘵，邪气可却。"

"蛤蚧雌雄并用，主肺虚声咳无休，治肺痿血咯不已，传尸劳瘵悉逐……通月经更利水道。"

蛤蚧为血肉有情之品，其补肾壮阳填精补髓，益精血的功效十分明显，作用与鹿茸相媲美。单用蛤蚧浸酒服或研末吞服，可治疗肾阳不足，精血亏虚的阳痿早泄、不射精、尿频遗精、虚寒羸瘦等病症。

2. 蛤蚧的中成药研究与应用

由蛤蚧组成的中成药有很多，以蛤蚧为药名的中成药，在1996年编写的中国医药产品检索指南中就有18种之多，包括人参蛤蚧精、人参蛤蚧精口服液、五加参蛤蚧精、五加参蛤蚧精口服液、刺五加参蛤蚧精、参茸蛤蚧保肾丸、海龙蛤蚧精、蛤蚧大补丸、蛤蚧大补丸胶囊、蛤蚧大补胶囊、蛤蚧补肾丸、蛤蚧补肾胶囊、蛤蚧定喘丸、蛤蚧定喘丸（水蜜丸）、蛤蚧参茸酒、蛤蚧养肺丸、蛤蚧党参膏、蛤蚧精等。

如人参蛤蚧散、蛤蚧大补丸、海龙蛤蚧精等中成药的药理研究和临床应用报道很多。

（1）**蛤蚧大补丸（胶囊）**

【组成】蛤蚧配以党参、熟地黄、狗脊、续断（盐制）、骨碎补（炒）、黄芪、黄精、杜仲、巴戟天（盐制）、山药、茯苓、白术、木瓜、枸杞子、当归等18味。

【功效】补血益气，健脾暖胃，祛风湿，壮筋骨。

【主治】用于男女体弱，头晕目眩，食欲不振，腰酸骨痛。

【性状】本品为胶囊剂，内容物为棕黄色的粉末；气香，味微甜。

【服法】每粒装0.5克，密封。每瓶装30粒。聚乙烯瓶包装。二年半有效期。口服，1次3～5粒，1日2次。丸剂，口服，每日3次，每次3～5粒。

【方解】本品系纯正中药制剂，选用上等地道药材，精工制作而成，无副作用。方中蛤蚧为血肉有情之品，具有补肾益精，纳气缩泉功效，辅以巴戟天、杜仲、狗脊、续断补肾壮阳，党参、黄芪、白术、茯苓、山药、甘草健脾益气，枸杞子、熟地黄、女贞子、当归、黄精滋阴养血，骨碎补、木瓜强筋壮骨，祛风湿。全方补阴寓阳，补阳寓阴，补而不滞，滋而不腻，扶正驱邪，乃固本防病强壮身体之良药。

中医认为眩晕耳鸣，视朦发脱，面色不华，食少便溏，尿频尿清，神疲乏力，失眠多梦，腰酸膝软，遗精阳痿等症，属肾脾不足，气血虚弱，阴阳俱损之证。脾虚则气血不足。肾虚则阴阳俱损。本品根据"虚则补之"和"治脾治肾之治虚之道"的中医治疗原则，集古今众方之所长，以补肾健脾，益气养血为主，用于治疗肾脾两虚，气血不足，阴阳俱损诸证。

【宜忌】偶有药物性皮疹和便秘，宜中止服本丸。本丸药性平补之中偏温，阴虚阳亢或阴虚内热者，先用滋阴平阳或降火的中药调理后再服本药较为适宜。

【临床报道举例】治疗老年夜尿频多症。用蛤蚧大补丸每粒含量0.5克，每次服4粒，每日服2次，早晚服，40天为1个疗程，治疗中老年人的夜尿频多症86例，结果显效35例，占40.7%，有效47例，占54.6%，无效4例（包括2例因不良反应未能服足疗程），占4.7%，总有效率为95.3%。排尿次数明显减少，尿量有明显增加，这14例服药前均有明显前列腺肥大，伴有尿频、尿急、短少、排尿困难症状，服药后这些症状均有明显的改善，尤其是膀胱对压量的耐受性有显著的提高，提示本丸对老年前列腺肥大有一定的疗效。肾藏精，人的生长、发育及衰老、生殖过程无不与肾密切相关。且肾主水，膀胱的气化，三焦决渎，排泄功能均有赖肾气温煦，老年人和老年前期肾气渐衰，膀胱失约而夜尿渐多，故中老年夜尿频多当责之于肾虚不固。

还有报道用蛤蚧大补丸联合654-2治疗小儿神经源性膀胱功能障碍95例。

(2) 蛤蚧补肾丸

【组成】蛤蚧、鹿茸、黄芪、杜仲、狗肾、枸杞、茯苓、当归等。

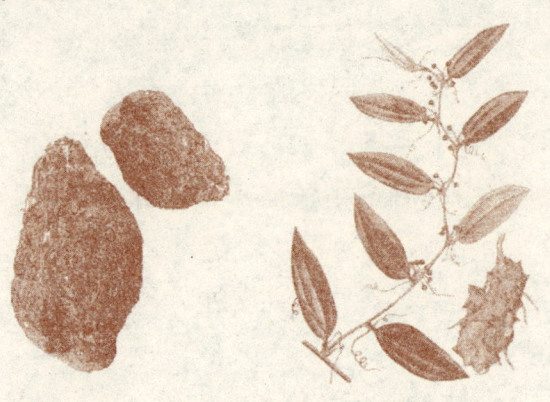

茯 苓

【功效】补阳益肾，填精补血。

【主治】用于身体虚弱，劳神过度，未老先衰，真元不足，小便频数。

【服法】蛤蚧补肾胶囊每克药粉含2.793 2毫克生药，口服，每日2~3次，每次3~4粒。

【宜忌】感冒患者忌服。

【方解】鹿茸补精髓、助肾阳，黄芪补气固表，杜仲壮腰补肾，狗肾补阳，枸杞滋补肝肾、益气血，茯苓健脾利湿，当归活血补血等。

【药理研究】韦锦斌等报道蛤蚧补肾丸（胶囊）可提高肾虚（去势大鼠）包皮腺的脏器指数，并可延长肾虚大鼠阴茎勃起的持续时间；同时发现蛤蚧补肾丸（胶囊）对正常大鼠的交配能力有一定的提高作用，对正常大鼠提肛肌的脏器指数有明显的提高作用，同时可使血清睾丸酮的水平也比正常对照组提高，并对于氢化可的松造成小鼠阳虚症状表现体温、自主活动和耐寒能力的下降，以及生殖器官精囊腺和前列腺、提肛肌、包皮等脏器指数的下降，均有一定的保护作用。实验提示蛤蚧补肾丸（胶囊）具有补肾壮阳作用。

(3) 海龙蛤蚧精

【组成】海龙、蛤蚧、北芪、人参、首乌、当归、枸杞子、沉香等制成。

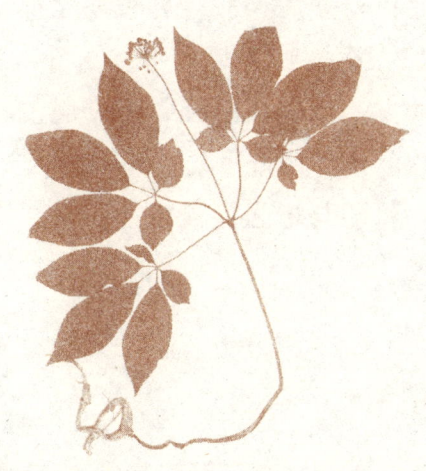

【功效】补肺益气，温肾。

【主治】本品用于神经衰弱，疲劳过度，气血两亏，腰酸背痛，四肢无力，头晕目眩。

【服法】早饭前或临睡前服用,每次1瓶,口服1次或2次均可。

【药理研究】动物实验证明,口服一定剂量海龙蛤蚧精时,爬网实验、吊网实验、转棒实验和游泳实验均证明,能显著提高实验小鼠的协调运动能力和抗疲劳能力;显著延长动物的耐缺氧能力,耐缺氧时间内的耗氧量虽有所减少,却无统计学意义。

左颈动脉系为大脑血液供应的重要通道之一。海蛤精0.15毫克/10克连用多日,可使大鼠颈动脉血流量和每搏搏出量增加,从时效曲线看,其效应高峰是在给药后30分钟。大鼠在体心脏实验表明,海蛤精能使心肌收缩力稍有加强,此效应可能是增加颈动脉血流的因素之一,该效应的出现及持续时间大体与颈动脉血流增加相一致。海蛤精0.3毫升/100克连用14~15天,能扩张耳壳微血管和加速血流,使大鼠颈动脉血流量及每搏出量增加,认为海蛤精能改善大脑血供状况和改善外周微循环。

海龙蛤蚧精对小鼠腹水肝癌有一定抑制作用。恶性肿瘤病人的免疫功能受抑制,尤其在晚期病人和经过长期化疗或放疗的病人更为明显,因此,提高或加强病人的免疫反应,可在一定程度上提高手术、放疗或化疗效果。海龙蛤蚧精能增强吞噬细胞的吞噬机能,使脾重增加,提高醋酸可的松所致免疫低下动物外周血 ANAE$^+$ 淋巴细胞率。故海蛤精的抑瘤效应,可能与增强免疫机能有关。海龙蛤蚧精作为肿瘤用药有一定的可能性。

(4) 五加参蛤蚧精

【组成】刺五加、蛤蚧、肉苁蓉、精制人参糖浆、人参露等精制而成。

【功效】具有滋补强壮,增强非特异性防御能力,补肺气,益精血。

【主治】本品用于元气亏损,冠心病,神经衰弱,肾寒,阳痿,失眠健忘，病后衰弱，肺虚咳嗽等。

【服法】口服，每日2次，每次1支，早起后和入寝前用温开水送服。

【方解】蛤蚧、刺五加、肉苁蓉等补肺肾，人参益气。

【药理研究】五加参蛤蚧精方内含多种糖甙（其中有7-羟基、二甲氧基香豆精、α-葡萄糖甙等）、芝麻素、多糖、多种氨基酸（色氨酸、精氨酸等16种氨基酸）、肉苁蓉甙、列当苦甙、肉苁蓉碱、肉苁蓉酸、人参皂甙、人参酸、多种维生素等，具有抑制大鼠和小鼠肝匀浆和血清内过氧化脂质的生成作用，并可拮抗CCL4诱导的过氧化致死作用。与硫喷妥钠有协同作用，与咖啡因有拮抗作用。

(5) 蛤蚧精

【组成】蛤蚧、党参、北芪、熟地、肉苁蓉、黄精、杜仲、巴戟、枸杞子、山药。

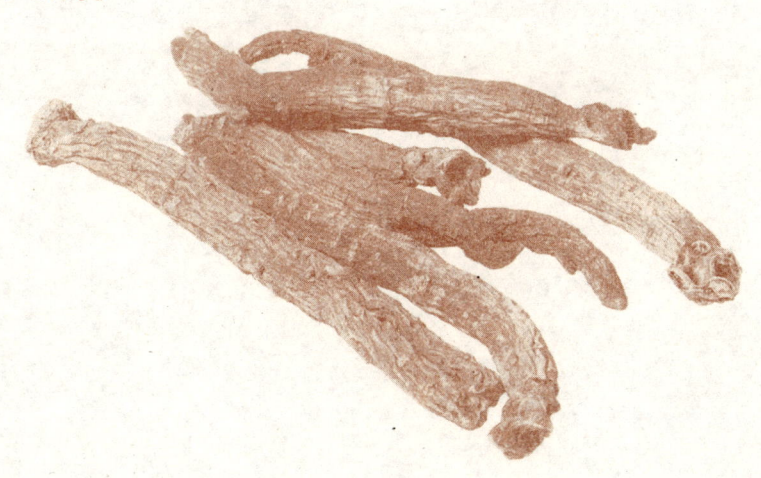

党　参

【功效】补肝肾，益精血，壮筋骨，健脾胃。

【主治】本品用于气血两亏，身体虚弱，精神不振，失眠健忘，体虚气喘等症。

【服法】口服，每日2次，每次1瓶。宜于清晨或临睡前服。

【方解】蛤蚧、熟地、肉苁蓉、杜仲、巴戟、枸杞子补肾壮筋骨，党参、北芪、山药健脾益气。蛤蚧为血肉有情之品，与黄精合用可益精血。

【宜忌】放阴凉干燥处贮存。

(6) 参苓蛤蚧合剂

【组成】淫羊藿、蛤蚧、党参、白术、茯苓、熟地黄、甘草。

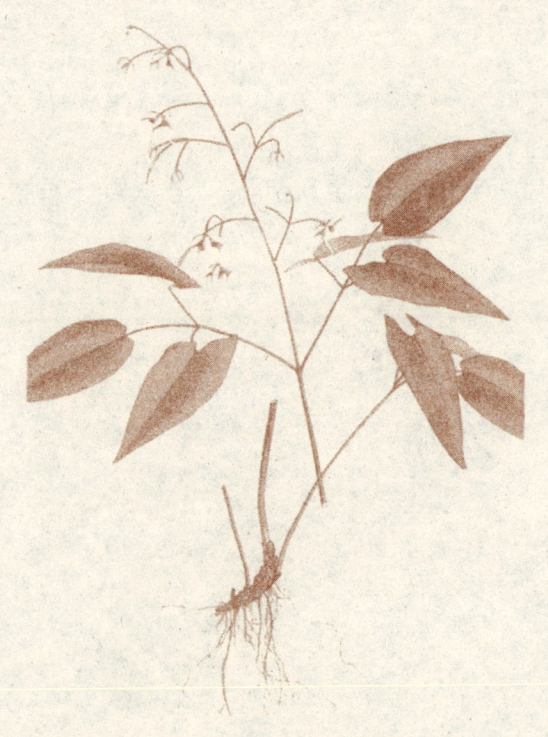

淫羊藿

【性状】本品为棕黄色至棕红色的澄清液体，久置后可有微量沉淀，气香，味甜，微苦。

【功效】补肾助阳，益气健脾。

【主治】用于脾肾两虚所致的腰膝酸软，畏寒肢冷，纳少便溏，夜尿频急，阳痿早泄等症。

【服法】温开水送服，阳痿者可用黄酒送服，1次10毫升，1日3次。

【特点】参苓蛤蚧合剂具有补肾壮阳，益气健脾，填精血的功效，主治脾肾两虚的阳痿、早泄。

经过大量的实验与临床研究，证实该药品在治疗阳痿、早泄方面具有以下特点：

①适用于20～60岁年龄段人群，而对病程短、病情轻患者疗效最优。

②长期服用无任何毒副作用。因其为纯中药制剂，避免了同类化学药常见的鼻塞、头痛、面色潮红、心悸、低血压等副作用以及与硝酸盐类药物合用的危险。

③该产品重用补虚之品，具有壮阳而不伤身的功效。

④迅速增强机体活力，恢复年轻状态。

性早衰是人类衰老的先兆之一，性功能障碍或低下可以由衰老或功能性病引起，机制复杂，按中医辨证施治原则，取用淫羊藿、蛤蚧、党参、白术、茯苓、熟地黄、甘草等多味中药组成参苓蛤蚧合剂，经药效试验研究，总结如下。

①对去势大鼠性功能的影响　去势大鼠的附性腺器官（包皮腺、前列腺、精液腺、提肛腺）都呈明显萎缩现象，参苓蛤蚧合剂能维持附性器官年长，减少前列腺和提肛肌的重量下降，有一定的壮阳作用。

②对小鼠阳虚证模型的作用　以肾上腺皮质激素造成小鼠阳虚证的模型，给予参苓蛤蚧治疗后，阳痿小鼠体温回升，活动能力加强，耐寒、耐疲劳能力提高，有一定的补肾壮阳功效。

③对果蝇性活力及寿命的影响　参苓蛤蚧合剂能显著缩短雄果蝇交配潜伏期，延长交配时间，延长果蝇寿命，具有壮阳延寿，健身强

④对小白鼠常压耐缺氧及抗疲劳能力的影响 参苓蛤蚧合剂能明显增强小鼠组织耐缺氧能力和小鼠游泳抗疲劳能力,表明参苓蛤蚧合剂具有扶正固本、抗老壮阳功效。

(7) 参茸蛤蚧保肾丸

【组成】红参、鹿茸、蛤蚧、当归、熟地黄、枸杞子、山茱萸、肉苁蓉、巴戟天、杜仲、远志、沉香、山药、茯苓、白术、益智(制)、补骨脂。

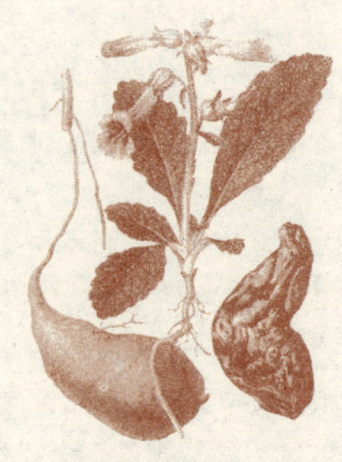

熟地黄

【功效】温肾补虚。

【主治】用于肾虚腰痛,夜尿频多,病后虚弱,头晕眼花,疲倦乏力。

【性状】本品为褐色的水蜜丸;味微苦。

【服法】口服,1次3克,1日2次。

（8）蛤蚧定喘丸

【组成】蛤蚧 11 克，瓜蒌仁 50 克，紫菀 75 克，麻黄 45 克，黄芩 50 克，甘草 50 克，麦冬 50 克，石膏、杏仁、苏子、百合、鳖甲、朱砂等。

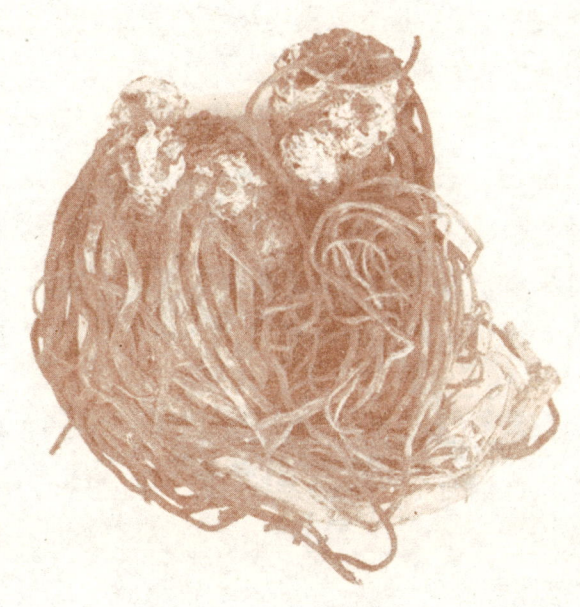

紫　菀

【性状】本品为黑褐色的小蜜丸或大蜜丸；气香，味苦、甜。

【功效】滋阴清肺，止咳定喘。

【主治】

①蛤蚧定喘丸可治疗秋冬季中老年人虚劳久咳，体弱哮喘，气短胸闷，痰黏不爽，口干乏津，自汗，盗汗，神疲乏力等症，经中医辨证属于肺肾两虚，痰浊壅肺者。

②该药还可用于阴虚火旺，痰热阻肺所致的咳嗽咯痰、痰色黄黏、量少带血或咯血、颧红盗汗、手足心热、午后低热、声嘶音哑、大便

偏干、小便黄赤者。

作为中医呼吸科的著名"老药"，蛤蚧定喘丸现代广泛用于喘息型慢性支气管炎、心源性哮喘、肺气肿、支气管哮喘、慢性气管炎等慢性咳喘病，以及肺结核、肺炎等病的治疗。

【服法】口服，小蜜丸1次9克，大蜜丸1次1丸，1日2次。胶囊剂（蛤蚧定喘胶囊）每次服2粒，每日1~2次，温开水送下。

【宜忌】咳喘由风寒外邪所致及实热者均忌服。平时脾胃虚寒，寒性咳喘，大便稀溏者不宜服用。

【方解】蛤蚧补肺益肾，止咳定喘为主药；并以鳖甲有情之品，滋补肾阴；紫菀益肺气，去胸中寒热结气，咳逆上气；麻黄、苦杏仁宣降肺气，止咳平喘；黄芩、黄连、石膏清热泻火燥湿为辅药；百合、麦冬、紫菀、甘草滋阴润肺，清虚热平喘化痰止咳；瓜蒌、紫苏子清热化痰；朱砂清心安神。共具有滋阴清肺、祛痰平喘又有补肺肾之虚的作用。

【药理研究】邹节明等观察到蛤蚧定喘胶囊可对抗豚鼠离体气管的痉挛，对抗组胺引起的气管痉挛，延长豚鼠对组胺和乙酰胆碱混合液诱发的哮喘潜伏期，增加大鼠气管痰液分泌量，促进家鸽气管纤毛运动，延长小鼠咳嗽潜伏期，抑制二甲苯所致小鼠耳廓炎症肿胀和大鼠肉芽肿增生，促进小鼠溶血素生成，提高淋巴细胞转化率，降低卵蛋白诱发豚鼠过敏反应指数和休克死亡率。表明该药具有显著的平喘、祛痰、止咳、抗炎、免疫作用，对豚鼠过敏性支气管痉挛和过敏性休克死亡具有一定的保护作用，其作用随剂量的增加而加强。体外用金黄色葡萄球菌、乙型溶血性链球菌、肺炎球菌、卡他球菌和白喉杆菌（菌种均来自北京生物制品研究所）共5种呼吸道感染常见的病原菌和条件致病菌进行试验。显示蛤蚧定喘胶囊和蛤蚧定喘丸对所试菌种均有不同程度的抑菌作用，其中胶囊对金黄色葡萄球菌和乙型链球菌的作用明显强于丸剂，对其余3种菌种两种剂型的抑菌作用相当。最大耐受量为临床日用量的500倍，连续12周，观察大鼠的外观、行为、食量、排泄、死亡等情况；采血作血液学、血液生化学检查；剖取心、肝、脾、肺、肾、子宫、睾丸称重，计算脏器系数，取主要脏器作肉眼观察及组织学检查。结果表明，大鼠连续12周，未见明显的毒性反应，停药观察2周亦未见明显的延缓毒性反应。认为蛤蚧定喘胶囊具有平喘、祛痰、止咳、抗炎、免疫、抑菌和抗过敏等作用，无毒副作用。

又有报道蛤蚧定喘丸和蛤蚧定喘胶囊对实验性二氧化硫诱发的咳嗽的镇咳需在用药一周后显见，单次给药即可延长乙酰胆碱引起的哮喘的潜伏期。

支气管哮喘是由多种炎性细胞及炎性介质参与的气道性炎症，其中血浆内皮素对支气管哮喘的发生、发展作用越来越受到广泛的重视。在呼吸系统广泛分布着内皮素和内皮素受体，对肺通气有重要的调节作用。肺泡低氧时可致血浆内皮素含量增加，肺泡低氧还可使多种物质（如血栓素、血管紧张素等）释放，而这些物质又能刺激内皮细胞释放内皮素。内皮素对支气管有双相调节作用，起始有短暂的舒张反应，继之转为持续强大的收缩支气管作用；内皮素亦可刺激黏膜下腺体分泌糖蛋白，导致气道阻塞、分泌物增多。哮喘时因肺泡缺氧，使血浆内皮素含量增高又进一步加重肺泡缺氧。从而形成恶性循环。蛤蚧定喘胶囊可降低患者体内血浆内皮素的功能。

蛤蚧定喘胶囊是由蛤蚧定喘丸经剂型改革后的产品。以喘息、咳嗽、咯痰、哮鸣音等为评定标准，在中国中医研究院广安门内三科和桂林医学院附属医院中医科对蛤蚧定喘胶囊、丸剂进行临床疗效观察，发现临床应用80例，对照组30例，治疗结果表明：蛤蚧定喘胶囊组的临床控制和显效率高于丸剂组。

（9）蛤蚧冬虫散

【组成】蛤蚧一对、去头足研粉、冬虫夏草15克、炒沙干50克、山药50克、陈皮15克均研粉、白蜜或饴糖500克。

【功效】益肺补肾，健脾理气，纳气平喘。

【服法】蛤蚧去头足研粉，冬虫夏草15克、炒沙干50克、山药50克、陈皮15克均研粉、白蜜或饴糖500克。将上药充分和匀后装瓶待用。服时每次5克，每日2~3次，服用时以蜂蜜或饴糖调和。

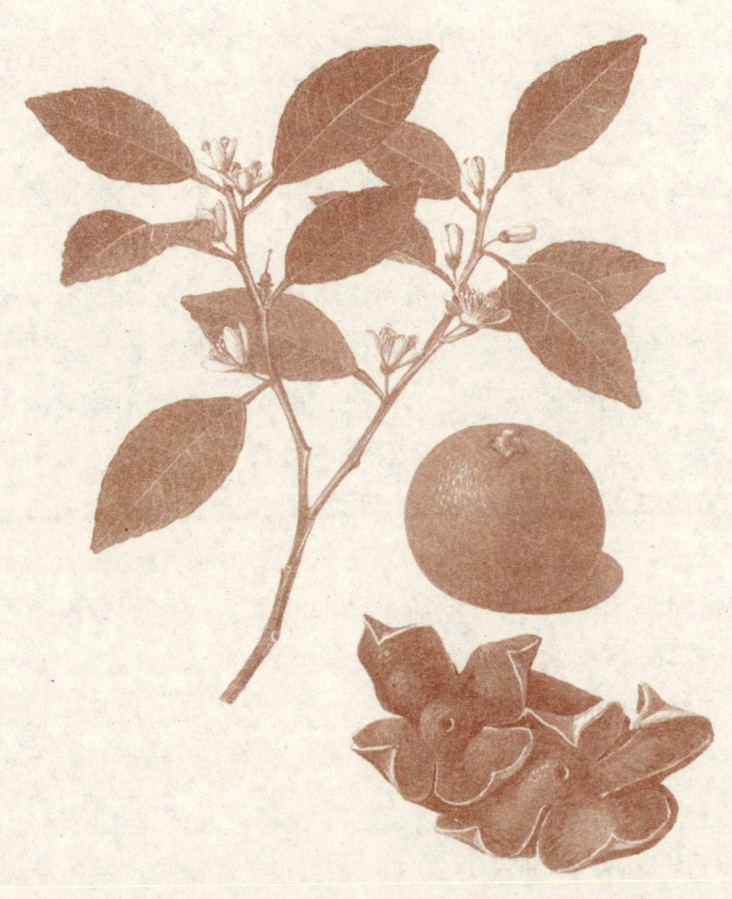

陈　皮

（六）蛤蚧的其他经验方

1. 蛤蚧在呼吸科的应用

（1）蛤蚧治疗哮喘

蛤蚧河车大造丸

【组成】蛤蚧1对、紫河车1具、肉苁蓉25克、生地25克、熟地25克、牛膝20克、麦冬25克、杜仲20克、黄柏20克、五味子25克、锁阳25克、当归25克、枸杞子50克、山药30克、牡丹皮15克、泽泻15克、茯苓25克、山茱萸10克、冬虫夏草25克。

【主治】具有滋肾阴，纳肾气之功。用于哮喘缓解期。

【服法】上药共研细末，炼蜜为丸，每丸9克，袋封备用，每次1丸，每日3次，30天为1个疗程。

【方解】蛤蚧专补肺虚；紫河车益气养血；冬虫夏草保肺益肾。现代药理证明紫河车含多种免疫球蛋白及多种微量元素；冬虫夏草能明显舒张支气管，并能加强肾上腺素的作用。牛膝、肉苁蓉、黄柏强腰壮肾，滋阴清热；枸杞子、当归、锁阳养血活血，补肾阳，益肾精。诸药合用，共同完成调理肺、脾、肾及提高免疫力的作用，改善气道高敏状态，改变下丘脑—垂体—肾上腺皮质轴功能的作用。

（2）蛤蚧治疗肺结核

肺结核是结核菌感染的，具有传染性的慢性虚弱疾病。因病位在肺,劳损在肺,称为肺痨,病理基础以阴虚为主,并可导致气阴两虚,甚则阴损及阳,以咳嗽、咳血、潮热、盗汗为主症。治疗重点在补肺,同时兼顾补益脾肾。临床报道以蛤蚧为主药的方剂可治疗肺结核病,对结核菌有抑制作用,且可调理结核病后的虚证。

蛤蚧治痨丸

【组成】蛤蚧、百部、贝母、白及、冬虫夏草等。

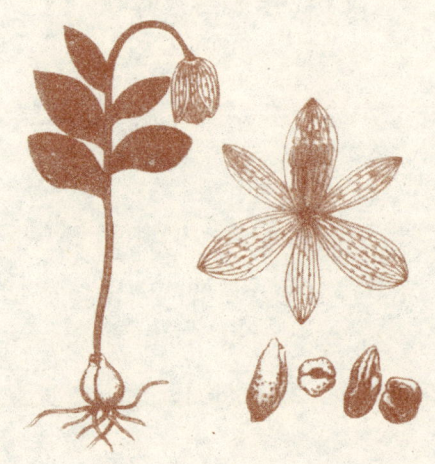

贝 母

【主治】滋肾补肺,止咳抗痨。用于肺痨,潮热,盗汗,咳嗽,咯血。

【服法】日服2次,每次1丸,温开水送服。

【方解】蛤蚧、冬虫夏草保肺益肾;百部、贝母止咳清热;白及凉血止血。

蛤蚧丸

【组成】蛤蚧两对、川贝40克、白及40克、白果40克、芋肉40

克、乌梅20克。

【主治】滋肾补肺，止咳抗痨。用于肺痨，潮热，盗汗，咳嗽，咯血。

【药理研究】蛤蚧丸对抑制人型耐药结核菌有较明显的抑菌作用。烘干后共研成粉，加入2 000毫升的三角烧瓶中，以灭菌蒸馏水2 000毫升浸泡24小时，再加温煮沸浓缩，最后以4层纱布滤过，将滤液2 000毫升备试（此滤液浓度设为100%）。从培养基内含药0.5%即开始有轻度的抑菌作用，当药浓度在培养基中含量为1%时，其对结核菌的抑菌作用明显增强；当含药浓度增到5%以上时除个别菌株外均达到较高的抑菌程度。此试验结果与该药对标准人型结核菌菌株的抑菌作用基本相等。从而说明该药不论对标准人型结核杆菌或对耐药结核菌株，均有较强的抑菌作用。由此证明蛤蚧丸对耐第一、二线抗结核药治疗失效之由强毒人型结核菌引起的肺结核病例有较好的抑菌效果。

蛤蚧丸

【组成】蛤蚧1对、冬虫夏草30克（可用黄精30克、山萸肉60克代用）、人参30克、麦冬15克、天冬20克、熟地30克、白石英15克、阿胶珠30克、百部20克、川贝30克、沙参20克、煅牡蛎30克、建曲60克、汉三七15克、龟版60克。

【功效】滋阴润肺，止咳化痰，滋阴清热，退蒸敛汗。

【加减】如肺肾虚者，加熟地、龟版、山萸肉加强滋阴清热作用；如肺脾两虚，加紫河车，炒白术补脾益肺增强人体正气；阴虚肺燥出血去熟地加生地、天麦冬、沙参、百合、白及润肺止血。

【服法】上药共研细末，用蜂蜜500克炼蜜为丸，每丸10克，每天早晚各1丸，白开水调服。

【方解】以蛤蚧、冬虫夏草、人参补肺益气；麦冬、熟地、百部、川贝母、天麦冬、龟版滋阴润肺止咳；三七粉、阿胶珠、紫石英补血止血，散瘀止疼；煅牡蛎敛汗止汗；建曲健脾消食，慎防补而腻胃。全方共用，具有补气血，滋肺阴，除痨热治咳血的功效。临床治疗必须以辨证论治为主。

蛤蚧疗肺片

【组成】蛤蚧、桔梗、冬虫夏草、枇杷叶、百部、平贝、白及、五味子、白芍。

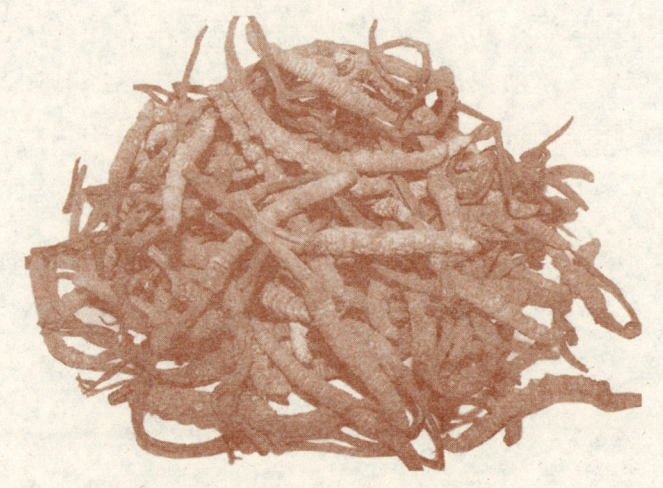

冬虫夏草

【功效】养阴清肺化痰，润肺止咳，补肾益肺，清热散结。

【主治】蛤蚧疗肺片对治疗肺结核、肺脓肿、肺炎、慢性支气管炎、支气管哮喘等有显著疗效。

【方解】以蛤蚧补肺益肾，为血肉有情之品、百部治肺热久嗽，润肺益气、贝母能润肺配白及、五味子、白芍、桔梗、冬虫夏草、枇杷叶等共奏上敛肺气，下滋肾阴，敛阴之汗以防气阴外泄助增强扶正之力。

【临床应用】对100例成人肺结核患者使用蛤蚧疗肺片治疗后临床

观察结果有疗效,且副作用小,并减少复发可能。以往治疗肺结核多采用联合用 3~4 种抗结核药化疗,且常出现肝功受损,因而在用药全程中需复查肝功系列并观察显示并无明显受损的表现,表明我们选用的抗结核方后对肝脏的副作用极小。

蛤蚧百部川贝散

【组成】蛤蚧 1 对、羚羊角 4 克、三七、血竭、乳香、没药、川贝母、百部各 15 克,北沙参 25 克,麦冬、知母各 20 克,珍珠 10 克。

【主治】养阴清热,扶正抑菌,化瘀消肿生肌。治疗慢性纤维空洞型肺结核。

【服法】三七单独粉碎成细粉,羚羊角挫研细粉,珍珠水飞或粉碎成极细粉,其余粉碎成细粉。共同过筛,混匀。每服 4 克,1 日 3 次,用温开水送服。4 个月为 1 疗程。

【方解】知母、羚羊角、北沙参、麦冬、川贝母清热养阴,止咳化痰;百部对结核菌有抑制作用,百部碱可降低呼吸中枢的兴奋性,故有止咳作用;蛤蚧补肺益肾。因肺结核病人肺津虚少,不能润于肾,导致肾精亏乏,于是肾之纳气失职,动则即有气喘,故用蛤蚧固肾纳气,使肾精充盈,肺津不乏。用三七、乳香、没药、血竭、珍珠以止血散瘀,消肿生肌。

【临床应用】宫柏等报道 34 例慢性纤维空洞型肺结核患者经 1 个疗程治疗,临床症状消失或基本消失,X 线胸片复查空洞闭合或缩小。

经验方治肺结核后体虚

【组成】当归 10 克、川芎 10 克、北沙参 10 克、党参 15 克、枸杞子 10 克、红枣 10 克、百合 10 克、胡桃肉 10 克,取药水配鲜蛤蚧 1 条去内脏。

【功效】益气养血，滋阴补肾。

【主治】肺结核病后体虚。

【服法】取药水配鲜蛤蚧 1 条去内脏切块，加鸡肉 200 克炖熟服，每日 1 剂，1 个月为 1 个疗程。

（3）蛤蚧治疗肺纤维化

虫草蛤蚧散合洋参丸

【组成】虫草、蛤蚧、洋参丸。

【主治】间质性肺纤维化。肺纤维化的"正虚"是肺之气阴不足，以致气失所主而短气喘促，久病迁延不愈，由肺及肾，精气内夺，肺之气阴亏耗，不能下荫于肾，肾之真元伤损，根本不固，则气失摄纳，上出于肺，出多入少，逆气上奔而为喘。

【服法】用冬虫草（以完整，虫体丰满肥大，外色黄亮，内色白，子座短者入药）与蛤蚧（以体大、肥壮、尾全、不破碎者入药）以2:1的比例，低温干燥，研粉混匀，每次服 1.5 克，每日 3 次，洋参丸每日服 3 次，每次 2 粒。上方每疗程 3 个月。

【方解】虫草、蛤蚧为补肾益肺，纳气定喘之君药；洋参丸补气生津，助虫草、蛤蚧之功为臣药。

（4）蛤蚧治疗肺心病

肺心病属中医"喘证"的虚喘和"肺胀"虚证，是多种慢性肺系疾病的后期。久病肺虚为主，病位在肺，影响脾、肾及心。病机是本虚标实，平素补虚为主，扶正固本，增强正气，提高机体抗病能力；兼以去实，病情变化，也要考虑有外邪的存在。

蛤蚧四子汤

【组成】蛤蚧1对、女贞子、菟丝子、枸杞子、沙苑子、杏仁各12克、前胡、紫菀各9克、沉香末2克(冲服)。

【功效】补肾纳气,止咳平喘。

【加减】阴虚明显者,加何首乌、阿胶、五味子、熟地;阳虚明显者,加肉桂、胡桃、冬虫草;若阴不敛阳,气不摄纳者,可用左归丸加麦冬、五味子。

【主治】肺心病。咳喘日久,时轻时重,呼吸短促,动则喘甚,腰酸耳鸣,舌质淡,脉沉细。

【服法】每日1剂,水煎分服。

【方解】方中蛤蚧、女贞子、菟丝子、枸杞子、沙苑子、沉香,意在培补肾中元气,补肾纳气平喘;杏仁、前胡、紫菀止咳平喘化痰。

【方歌】蛤蚧四子汤,补肾纳气良,女贞菟丝子,沙苑杞沉香,前胡紫菀杏,咳喘保安康。

虚喘的主要病因在于精气不足,肺肾出纳失常所致。因肺为气之主,司呼吸,外合皮毛,为五脏华盖,若肺虚则气失所主而发喘。肾为气之根,司气之摄纳,若肾元不固,摄纳失常,则气不归元,阴阳不相续,致气逆于肺而发喘。由此可知,虚喘当责之于肺肾两脏,故治疗宜着重在肺肾两脏,以培补摄纳为主。此方善于补肾纳气,如蛤蚧、女贞子、菟丝子、枸杞子、沙苑子等,培补肾中元气。

(5) 蛤蚧治疗肺气肿,支气管扩张

补肺益肾方

【组成】蛤蚧1对、五味子50克、枸杞子50克、冬虫夏草100克。

【功效】补肺益肾。

【主治】肺气肿,支气管扩张属肺肾两虚者。临床见咳嗽,气短,腰膝酸软等症。

【服法】共研细末,每服5克,每日3次。

【方解】蛤蚧能治久远劳嗽及咳嗽出血。与枸杞、虫草补肺益肾,五味子收敛肺气。

蛤蚧养肺丸

【组成】蛤蚧、天冬、麦冬、党参、山药、天花粉、白扁豆、北沙参、莲子、橘红、半夏(制)、川贝、黄芪、前胡、苦杏仁、薏米、白前、桑白皮、瓜蒌仁、白芥子、莱菔子、紫苏子、桔梗、甘草、白及、茯苓。

【功效】补虚润肺,健脾止咳,化痰平喘。

【主治】咳嗽,哮喘,肺痿等。用于咳嗽少痰,形体消瘦,气短乏力,或午后潮热,两颧红赤,手足心热,失眠盗汗,喘急气短,语言无力,动则气喘精神不振等。现代医学的肺结核,慢性支气管炎,喘息性、过敏性气管炎,肺气肿,肺不张等。

【服法】口服,成人每日2次,每次1丸,小儿酌减。

【宜忌】痰热壅盛者禁用,孕妇忌服。

(6) 蛤蚧治疗慢性支气管炎

人参蛤蚧胶囊

【组成】蛤蚧、人参、沉香等份。

【主治】补肺气益脾肾,定喘止嗽祛痰。用于慢性支气管炎。慢性支气管炎系肺气虚,易感外邪,痰饮犯肺,肺失宣肃,正损邪留致肺脾两虚，痰湿内生再反复感邪，则虚损及肾。久病入络而致血瘀，形成本虚标实的缠绵之势。该病易在冬季发病，因而定在立冬季节开始服药。

【服法】蛤蚧一对，除去竹片，截去头部，无尾者不用。称其重量后配以同等重量的白干参和沉香各1份。焙干碾成粉末，三味药混匀后灌装入0.2克空心胶囊中。每年立冬第1天始服用至翌年立春第1天停止（约90天），早晚各1粒，温开水送服。没服完的药密封包装好，储于阴凉处以备用。

【方解】人参蛤蚧胶囊中蛤蚧补肺益肾，定喘止嗽，温中固精助阳，肺肾兼得所养。人参大补元气，补益肺气，固脱生津安神。沉香温肾纳气，降逆平喘，温而不燥，行而不泄，扶脾达肾，保和卫气。人参蛤蚧合用为人参蛤蚧散，可治疗3年之久的肺气上逆、咳嗽咯唾脓血。三药相配既能补肺气益脾肾，使患者正气旺盛，邪不可侵，又能定喘止嗽祛痰，标本兼治，防治并行。

蛤蚧海螵蛸散

【组成】蛤蚧1对、海螵蛸250克。

【主治】补肾益肺。用于治疗急慢性气管炎。

【服法】研细末，加白糖500克，混匀，分24份，每次服1份，早晚各1次。

（7）蛤蚧治疗咳嗽咯血

治肺热咯血方

【组成】蛤蚧1对、白及60克、田七末15克研末。

【主治】肺热咳血。

【服法】每次9克,每日早晚各服1次。

治疗肺虚咯血

【组成】蛤蚧(干品)1对、白及60克、前胡10克、红毛毡15克。

【主治】补肺止血。

【服法】烘干研末,每日早晚各服1次,每次9克。

2. 蛤蚧在儿科的应用

小儿夜尿方

【组成】鲜蛤蚧1条,去皮、内脏,瘦猪肉30克剁碎,油、盐、姜适量,配桑螵蛸10克、补骨脂6克、山萸肉6克、菟丝子10克。

【服法】用药水蒸熟服,连服1周。

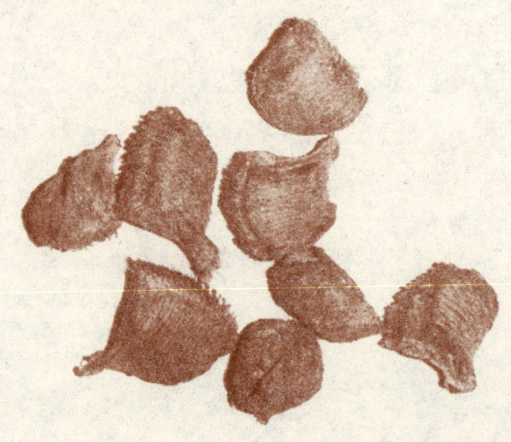

桑螵蛸

小儿疳瘦方

【组成】鲜蛤蚧 1 条，去内脏，瘦猪肉 30 克剁碎，党参 10 克、黄芪 10 克、牛大力 15 克、仙茅 6 克。

【服法】用药水稍加些油、盐、姜共蒸熟服，连服 1 周。

3. 蛤蚧在老年病、虚证中的应用

身体虚弱方

【组成】鲜蛤蚧 2 条和鸡或瘦猪肉切块配党参 15 克、黄芪 15 克、淮山药 15 克、红枣 10 克、田七须 10 克，油、盐、姜适量，慢火炖至鸡肉夹脱，极富营养价值，可增加体能热量。

【功效】补肺益气，健脾益肾。

【方解】蛤蚧补肺益肾，配以猪肉同为血肉有情之品补益精血；党参、黄芪、淮山药、红枣健脾益气，以达到增强体质的作用。

蛤蚧党参膏

【组成】蛤蚧、党参。

【功效】补肺，健脾，益肾。

【主治】用于肺肾气虚，气短喘促，呼多吸少，动则尤甚，声低或自汗遗尿，肢冷面青，纳呆食少，体倦乏力及虚劳喘咳等症的辅助治疗。

【服法】每日 2 次，每次 10 克，温开水送服。

【方解】蛤蚧咸平，有补肾，温肺，壮阳，益精血，纳气定喘作用，方中为主药，配与党参等中药有补中益气，健脾和胃，加强了补肺肾，健脾和中，止咳定喘的作用。

【宜忌】实证喘咳忌用。

【药理】药理实验证明，能明显增加小鼠体重、脾重及红细胞和血红蛋白的含量，并能增强其对低温、高温及缺氧等恶劣环境的耐受力。

参桃蛤蚧饮

【组成】鲜蛤蚧1条去内脏配与瘦猪肉剁碎，加红参10克、熟附子8克、补骨脂10克、菟丝子10克、胡桃肉20克、沉香粉4克（冲服）、肉桂6克（另局水），熬熟服之。

【功效】温肾纳气平喘，温化寒痰。

【主治】用于心脏性哮喘，支气管哮喘，慢性喘息型支气管炎，证属肾虚气喘者。

【方解】蛤蚧补肺肾，附子、肉桂温肾阳；补骨脂、菟丝子、胡桃肉补肾阴；沉香为佐温肾纳气降逆平喘，红参益气；猪肉和蛤蚧为血肉有情之品补益精血共同起到温肾纳气，平喘温化寒痰的功效。

蛤蚧合用蜂蜜

【组成】蛤蚧500克，蜂蜜80克。

【功效】补肺肾，纳气。

【主治】治疗术后气虚，有明显气短乏力症状者。见神疲气短，气不接续，活动则喘促，甚则张口抬肩，言语无力，气怯声低，呼多吸少，自觉胸中沉闷，欲以深呼气为快。

【服法】取生蛤蚧去头、足，去尾上、腹上肉毛，用酒浸透，焙干、切块，然后取蛤蚧块500克、蜂蜜80克。先将蜂蜜加入白开水150克搅匀后，连同蛤蚧块共入瓷器中搅拌均，盖上盖闷一宿，再入锅内文火焙焦，研末，装入胶囊，每次服5~10克，1日3次，忌食生冷、禁房劳及劳累，30日为1疗程。

【方解】术后气短，多因失血过多，气随血而伤，使神失所养，见神疲。蛤蚧平补肺肾，肺主气司呼吸，肾主纳气。所以用蛤蚧可取得很好的效果。

4. 蛤蚧在妇科中的应用

【组成】蛤蚧干1条、蛇床子12克、丹参12克、白乳鸽肉100克、鸡肉100克、瘦猪肉100克（肉类只取其中1种）。

【主治】子宫发育不良不孕症。

【服法】油、盐、姜适量，用药水炖服，每周食3次，月经干净后20天服。

5. 蛤蚧在男科中的应用

（1）治疗阴囊湿疹

【组成】鲜蛤蚧1条，去内脏，切成小块，配蛇床子10克、苍术15克、百部15克。

【功效】去湿杀虫止痒。

【主治】阴囊湿疹。

【服法】用药水炖蛤蚧服用，每日1次，连用10天为1疗程。

(2) 阳痿、遗精、夜尿

方1

【组成】鲜蛤蚧1条,去内脏切块,配当归10克、巴戟10克、菟丝子10克、黄芪15克、党参15克、补骨脂10克、牛大力15克、牛膝6克、续断12克、枸杞子10克、山萸肉6克。

【功效】补肾益气。

【服法】炖服,每日1剂,10天为1个疗程,服2~3个疗程。

方2 复方蛤蚧散

【组成】蛤蚧1对,葱籽、韭菜籽各6克。

【功效】补益肺肾,壮阳益精,止咳定喘。

【主治】虚劳,喘咳,咯血,阳痿,消渴等症。见面色㿠白,形寒肢冷,四肢不温,腰膝无力,睾丸凉冷,小便频数或夜尿增多属阳虚者,用之最适宜。

【服法】3药焙脆研末,分成10~12包,与妻子同房前2小时服1包,用黄酒50克送服。

【方解】阳痿的主要原因多由命门火衰,精气虚冷,或七情劳倦,损伤生阳之气。方中蛤蚧为血肉有情之品,与人体血肉之躯有"同气相求"的共性,补肾壮阳,益精养血,擅长治疗阳痿、遗精等症;配韭菜籽补肝肾,暖腰膝,助阳固精;葱籽走窜经络,合用能滋补肺肾,壮阳疗痿。

方3 金蛤片

【组成】蛤蚧、金樱子、淫羊藿等中药制成。

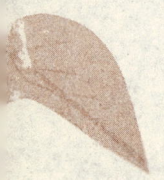

【功效】补肾壮阳，固精。

【主治】用于肾阳虚引起的阳痿，遗精，早泄，性欲减退，夜尿，小便余沥，白带过多，精神萎靡，腰膝酸软等症。

【服法】日服 3 次，每次 2~4 片。

方 4. 清宫海马多鞭丸

【组成】海马、蛤蚧、牛鞭、驴鞭、狗鞭、貂鞭、红参、鹿茸。

【主治】补肾壮阳，填精补髓。用于肾阳虚衰，气血两亏之面黄肌瘦，梦遗滑精，早泄，阳痿不举，腰腿酸痛等症。

【方解】海马、蛤蚧、鹿茸补肾填精；牛鞭、驴鞭、狗鞭、貂鞭壮阳；红参益气。

【服法】蜜丸剂，每丸 0.2 克，每瓶 100 丸，口服 1 次 10 丸，1 日 2 次，用黄酒或淡盐水送服。

方 5 海马蛤蚧散

【组成】海马 60 克、蛤蚧 3 对、生晒参 100 克、白术 60 克、当归 60 克、炮附片 24 克、枸杞子 60 克、熟地 80 克、肉苁蓉 80 克、黄柏 16 克。

【服法】按照《中国药典》（1977 年版）散剂药的有关生产程序，将以上诸药研极细面，过 100 目筛，装入胶囊。每日 2 次，每次 9 克，开水冲服，30 天为 1 疗程。

【加减】精子数少者加菟丝子 12 克、紫河车粉 3 克（冲服）以填精益髓；精子活动率低、活动力弱者加黄芪 30 克、仙灵脾 12 克以益气补肾；有畸形精子者加红花 10 克、鹿角胶 6 克（烊化）以活血益肾；不射精者加桂枝 10 克、蜈蚣 3 条（去头足）以调卫通络；阳痿不举者加阳起石 30 克（先煎 30 分钟）、仙茅 10 克以温肾壮阳。

【功效】补肾壮阳，健脾和胃。

【主治】用于男性不育症。临床见：畏寒肢冷，腰膝酸软，性欲淡漠，阳痿早泄，头晕耳鸣，神疲乏力，面色少华，纳食不佳，口苦咽干，烦渴少饮，急躁易怒，阴囊湿冷，精量少，精液稀薄或过于黏稠，夜尿频，尿有余沥，舌淡苔白或舌红苔黄，脉沉细弱或沉弦数。

【方解】海马、蛤蚧、枸杞、熟地、肉苁蓉补肾壮阳；生晒参、焦白术健脾和胃，以达补肾为主、脾肾同治之目的；附子温阳，黄柏清虚热。

(3) 蛤蚧治疗不射精症

不射精症有器质性和功能性。功能性居多，分肾阳虚和肾阴虚，两者都以血肉有情之品，填补肾气。

肾阳虚证见：脉细弱，形瘦神疲，阴茎痿而不坚，性交不射精，伴头昏力乏、畏冷、梦遗，舌质淡苔白。方用右归饮加蛤蚧、牡蛎、乌贼骨，服用半月，遗精止，性交可射精。后以蛤蚧研末服用两月以资巩固，半年后其妻怀孕。

肾阴亏乏兼肝气郁结见外阴正常，阴茎坚而不久，性交不能射精，思想十分苦恼，脉弦细涩，形瘦神倦，失眠，口苦咽干，腰膝酸软无力。耳鸣，遗精，舌质红少苔。先以丹栀逍遥散疏肝解郁，后以左归饮加紫河车、乌贼骨，峻补气血，固涩肾气，服用 1 个月，遗精止。再用蛤蚧 6 对研末，每服 5 克。后妻有孕。

另外不射精症还有相火旺盛型和气滞血瘀型。相火旺盛型，症见性欲旺盛，阴茎勃起坚大，阳强不倒，无性欲高潮出现，伴心烦不寐，口干，溲黄便秘，舌红少苔，脉细数或弦大有力。气滞血瘀型，症见性交时无性欲高潮，无射精，伴见两胁胀痛，下腹隐痛，睾丸坠胀刺痛，舌质暗红，脉弦细涩。两症型均不可单用补肾方法，而分别选用知柏地黄丸和舒肝丸。

(4) 治无精虫

肾阳虚无精虫，证见神倦乏力，腰酸软，精淡，舌质淡苔白，脉细弱。属肾精亏乏治以金匮肾气丸加鹿茸、穿山甲、蛤蚧，服用3个月后有鹿茸、蛤蚧研末服用半年正常。

▲ 参考文献

1. 郑晓南. 中国医药产品检索指南. 河海大学出版社，南京：1996

2. 万静，李凤美，曹爱莲. 蛤蚧大补丸联合654-2治疗小儿神经源性膀胱功能障碍95例. 现代康复，2001，5（6）：134

3. 苏经纬，许峻. 人参蛤蚧胶囊防治慢性支气管炎35例. 现代中西医结合杂志，2001，10（15）：1459

4. 邹节明，潘佐静，李美珠，李爱华. 蛤蚧定喘胶囊药效学及毒理学研究. 中草药，34（4）：343~346

5. 车军，王连志. 蛤蚧丸对结核菌的抑菌试验. 吉林医学院学报，1996，16（2）：30~31

6. 吴建勋，陈堃. 蛤蚧丸治疗肺结核114例疗效总结. 内蒙古中医药，8

7. 于立萍，王丽萍，孙贺年，等. 蛤蚧疗肺片治疗肺结核的临床观察. 黑龙江医药科学，2002，25（5）：100~101

8. 宫柏，冯纪元，马吉平. 蛤蚧百部川贝散治疗慢性纤维空洞型肺结核34例. 安徽中医学院学报，1996，15（4）：24

七、常用古方今选

中医古代文献有许多方中应用了蛤蚧,常用于慢性咳喘,肺痿咯血,老年虚证,喘咳浮肿,失音,肾消等。阅读古方可对现代应用有启发的作用。

(一)治疗肺痿、久咳方

1. 人参蛤蚧散《卫生宝鉴》

【组成】蛤蚧1对(全者,河水浸五宿,逐日换水,洗去腥,酥炙黄色)、人参、茯苓、贝母、知母、桑白皮各60克,甘草(炙)、杏仁(去皮尖,炒)各150克。

【功效】补气清肺,止咳平喘。

【主治】"治二三年间肺气上喘咳嗽,咳唾脓血,满面生疮,遍身黄肿。"《卫生宝鉴》

【服法】共为细末,每次6克,日3次,以温开水冲服,或炼蜜为丸,或按比例酌减水煎服。

《张氏医通》:"虚劳肺痿失音,咳唾腥血稀痰,或面上生疮,人参蛤蚧散。"

本方具有肺肾双补，清降兼施的功效，具有恢复肺肾功能的作用。临床用于肺肾不足，痰热内敛而致病久咳气喘，咳唾浓痰，或脓血，神疲乏力，动则尤甚等肺虚咳嗽，肺痨咳喘，肾虚劳嗽。现代常用于慢性支气管炎、支气管哮喘、支气管扩张、肺气肿等属于肺肾不足，痰热内敛者。肺心病缓解期症见咳嗽气喘，动则尤甚，痰量不多，咳吐白痰或泡沫样痰，自汗，形寒肢冷，腰膝酸软，面色㿠白，舌质淡嫩或紫暗，脉沉无力用之尤为适合。

【方解】人参、蛤蚧健脾益气，补肺纳气；配伍杏仁、茯苓、甘草降逆止咳；知母、桑白皮、贝母清化热痰；全方合用具有补中有敛，降中有清，补肺而不留邪，清热化痰而不伤正，标本兼治的特点，为治肺虚久咳，气逆兼痰热而喘的有效方剂。

【宜忌】本方药性偏寒，且有降逆纳气之功，对于久咳肺虚偏寒所致的喘咳，或有外感表证者，不适合使用。

⊙ 医家评论：

名医朱良春说："本方对久病体虚，咳嗽气喘，胸中烦热，或咳唾脓血，或痰中带红，或面肢浮肿，脉象虚浮，舌苔薄白质淡诸症，最为适合。蛤蚧功能温补肺肾，益精定喘，善疗肺痿、肺痈，人参专于补气益血，滋阴生津，能治虚劳咳喘，二者是本方的主药，杏仁、贝母化痰止咳，桑皮、知母泄肺清热，四药对肺热咳嗽，胸中烦热，最为有效。茯苓、甘草补中渗湿，同时茯苓配桑皮，又能利水消肿，贝母配知母能润肺止咳。本方配伍非常严谨周到，所以临床应用，屡奏佳效。"

吴昆：二、三年肺气上喘，则病久而肺损矣。咳嗽出脓血者气病，出血者脉病也。面为清阳之分，六阳之气皆会于面，其气常实，不易受邪，今满面生疮，此正气衰而邪气盛，乃小人道长，君子道消之象也。是方也，人参益气，蛤蚧补真，杏仁利气，二母清金，桑皮泻喘，若甘草、茯苓，乃条脾而益金之母也。又曰：蛤蚧为血气之属，能排

血气之毒，故此方用之调脓理血，亦假其性而伏奇于正也。《医方考》

冉先德：本方补气清肺，止咳平喘，主治久咳不已，损伤肺气，或肺虚有热，致成肺痿者。方中蛤蚧为君，大补肺气，增益精血，止咳定喘；人参、茯苓、甘草为臣，乃四君去辛燥之白术，避免耗气伤津，以和中健脾，补土生金，用虚则补其母之法，助蛤蚧补肺定喘；贝母、杏仁、桑白皮为佐，下气化痰，清肃肺气；知母为使，润肺生津，兼清虚热。和凑补气清肺，止咳平喘之效。《历代名医良方注释》

◈ 2. 补肺散《伤寒证治准绳》卷五

【组成】人参1两、五味子5钱、桑白皮2两、款冬花、蛤蚧1对。

【服法】上为细末，每服5钱，沸汤一盏调服。

【主治】伤寒汗后喘咳不止，恐传为肺痿。

◈ 3. 蛤蚧丸《圣济总录》

【组成】蛤蚧1对（酥炙）、半夏、杏仁各1两、瓜蒌大者2枚、阿胶（蛤粉炒）、人参各5钱、青皮2.5钱、干姜2两。

【服法】上共为细末，炼蜜和丸，如小豆大，空心米汤送下20丸。

【主治】久咳嗽喘急。

◈ 4. 保救丹

【组成】蛤蚧1个，皂角、地黄、五味子、杏仁、半夏各1分，丁香少许。

【服法】上药为末，炼蜜丸，如梧桐子大，每日食前1服，5丸，姜汤下。

【主治】老人秋后多发嗽，远年一切嗽疾，并劳嗽痰壅。

5. 阿胶散《杂病广要》

【组成】阿胶、侧柏叶各1两，熟地、人参、麦冬各3分，茯苓半两，蛤蚧1只全者。
【服法】上为细末，每服2钱，米汤调下，食后。
【主治】肺痿损伤，气喘咳嗽有血。

6. 纳肾通督丸《重订通俗伤寒论》第九章

【组成】熟地4两，归身、嫩毛鹿角、泽泻、姜半夏各1两5钱，茯苓、生白术、杏仁霜、羊脊骨各3两，蛤蚧2对（去头足，炙为末）。
【服法】薏苡仁煮浆捣丸每服3钱，早晚空腹服淡姜盐汤送下。
【主治】摄纳肾阳，温通督脉，豁痰开浊，通肺气。标本兼顾。治积虚哮喘，效如神。

7. 紫团参丸《卫生宝鉴》

【组成】蛤蚧（一对，酥炙）、人参（二钱半）、白牵牛（炒）、木香、甜葶苈子（炒）、苦葶苈（各半两）、槟榔（一钱）。
【服法】上药为末，用枣肉为丸如桐子大，每服40丸，煎人参汤送下，食后。
【主治】肺气虚，咳嗽喘急，胸膈痞痛，短气噎闷，下焦不利，脚膝微肿。

8. 蛤蚧散同名方《三因极一病证方论》卷十二方

【组成】炙蛤蚧1对、炼钟乳、款冬花、肉桂、白矾、炙甘草各

15克。

【服法】为末，每服1.5克，觉咽干用米汤调下，空腹饭前服用。

【主治】治元气虚寒，上气咳嗽，久年不愈等。

9.《医学正传》

【组成】白茯苓1两、知母2两、杏仁6两、桑白皮2两、贝母2两、甘草2两、蛤蚧雌雄1对，人参1两，乳酥四十两。

【服法】上为末，每服2钱，水1盏，煎至七分，和渣服。

【主治】劳嗽。

【宜忌】忌油腻生冷毒物。久患嗽者，初服此药必斗嗽加甚，须勤服，久则可安，须自保养为妙。

10. 蛤蚧丸

【组成】蛤蚧1对、紫菀、款冬花、鳖甲、贝母、皂角子仁各1两、杏仁1两半。

【服法】上为末，炼蜜丸如梧桐子大。每服20丸，淡姜汤吞下。

【主治】妇人咳嗽不止，渐成劳气。

11. 淡菜胶丸《三家医案合剂》

【组成】淡菜、霞天曲、青盐陈皮、川贝、生蛤壳、蛤蚧。

【服法】藕粉和丸。

【主治】痰喘而见血燥，药难于进。

（二）治疗肺痈方

肺痈是肺叶生疮，形成脓疡的一种病症。属于内痈之一。临床以咳嗽，胸痛，发热，咯吐腥臭浊痰，甚则脓血相兼为主要特征。古代因无放射影像，常以食生豆知不知道腥臭为鉴别方法。

1. 肺痈主方

【组成】桔梗、苇茎、薏苡仁各2钱，橘叶5片，柘黄1钱，夜合树皮1钱，蛤蚧1钱，甘草5分，麦冬2钱，天门冬2钱，紫菀1钱，升麻5分，贝母1钱，天花粉1钱。

【服法】上十四味，水煎食后服。

【主治】肺痈咳嗽，脓血咽干，便淋，咳而烦满，心胸甲错，食生豆不腥者。

2. 五龙汤《济世全书》

【组成】蛤蚧、阿胶、生犀角、鹿角胶、羚羊角各1两。

【服法】除阿胶外，皆为屑，次入胶，分四服，每服用河水3升，于银石器内慢火煮至半升，滤去渣，临卧小口温服。其渣候服尽再捶，都作一服，以水3升，煎至半升，如前服。又为末炼蜜为丸，噙化最妙。

【主治】治久嗽不愈肺间积虚热，久则成疮，故嗽出脓血，晓夕不止，喉中气塞，胸膈噎痛。蛤蚧补肺劳虚嗽有功，治久嗽不愈。

注：《本草纲目》中也收录此方，并举例张刑部子皋病肺痈，服此方而痊愈。

3. 蛤蚧汤《证治准绳》类方

【组成】蛤蚧1对（酒浸一宿，酥炙），知母、贝母、鹿角胶、枇杷叶、葛根、桑皮、人参、甘草、杏仁各1两。

【服法】每服3钱，水一盏半，煎至八分，去渣，不拘时温服。

【主治】咳嗽吐脓血，及肺痿羸瘦，涎涕稠粘。

（三）治疗肺痨（肺结核）方

1. 蛤蚧散方《世医得效方》

【组成】炙蛤蚧1对，人参、百部、款冬花、紫菀茸各15克，贝母、阿胶、鳖甲、柴胡、炒肉桂、炙黄芪、甘草、杏仁、姜半夏各30克。

【服法】为末，每服9克，加生姜3片，水煎服。（上嘴，每服5钱，水2盏，姜3片，煎8分，食远温服。）

【主治】治虚劳咳嗽咯血，潮热盗汗，不思饮食。

【方解】蛤蚧治虚劳传尸，咳嗽咯血。以黄芪泻阴火而退潮热，治虚劳自汗，补肺虚而泻肺火；人参治虚劳痰弱，吐咯唾诸血，益阳而生阴；款冬花温肺治嗽。紫菀止上气咳嗽脓血，消痰而益肺，贝母治喘嗽上逆，烦热消渴，止汗而安五脏。

2. 蛤蚧散《圣惠方》

【组成】蛤蚧1对（醋炙），白羊肺60克（分为3份），麦冬15克，冬花3克，胡黄连3克。

【服法】上诸药除羊肺外共研末。先将1份羊肺研成膏，加入米酒1杯稍煎后入药末9克，服下，勿令太热，日1次。

【主治】益阴清热，补肺止咳。适用于肺痨一证。原书言该方"久患不过三服"。肺痨即肺结核，多为阴虚内热，痨虫侵肺，久则致气阴两伤，病情缠绵难愈。

（四）治疗脾胃气攻心刺痛方

蛤蚧散《黄帝素问宣明论方》卷十二

【组成】蛤蚧1对（酒炙），乳香、木香、白茯苓（去皮）、丁香、茴香各1钱，穿山甲2钱（酒炙）。

【服法】上为细末，每服1钱，好温酒调下，空心食前。

【主治】脾胃气攻心刺痛者。

（五）治疗产后气喘、气血将脱方

蛤蚧救喘丹《辨证录》卷十二

【组成】人参、熟地各60克、麦冬9克、肉桂3克、苏子、蛤蚧各6克、半夏1克。

【服法】水煎服。

【主治】温肾纳气。用于产后气喘，气血将脱者。

（六）治疗失音方

1. 蛤蚧散《三因极一病证方论》卷十方

【组成】炙蛤蚧1对（用好米醋炙），煨子肉、细辛、炒阿胶、熟地黄、麦门冬、炙甘草各15克。

【服法】上为末，炼蜜为丸，皂子大，每服1丸，含化服。不拘时候服。

【主治】功效补肺益肾，定喘止咳。主治肺虚咳嗽。因肺间邪气，胸中积血作痛失音，症见咳嗽日久不愈，甚者因咳而失音。（血为热壅，结滞肺窍。）

2. 蛤蚧饮子

【组成】蛤蚧1对，黄芩5钱，麻黄、胡黄连、青蒿、人参、柴胡、生甘草、生地黄、熟地黄、知母、贝母、杏仁各5钱，鳖甲1两，桔梗、龙胆、木香各2钱5分。

【服法】上为末，每服2钱，又每服7钱，水2盏，姜三片，乌梅1个，枣1枚，煎八分，食远服。

【主治】补肺损，止嗽。治劳热。

（七）治疗肾消方

珍珠粉丸《古今医统大全》卷五十二

【组成】黄柏1斤（新瓦炒令褐色）、蛤蚧1对（酥炙）。
【服法】上为末，水丸，梧桐子大。每服50丸，食前温酒下。
【主治】肾消，白液随溲而下，或梦遗精滑。

（八）治疗喘咳浮肿方

1. 普济本事方

【组成】蛤蚧1对，紫团人参半两。
【服法】蛤蚧头尾均全的，标准酒与蜂蜜调和涂于其上，与紫团人参半两研成细末，化蜂蜡4两，混合后6个饼子，每次煮糯米粥一盏，放一个饼，搅化，细细趁热小口小心地喝下。
【主治】喘咳面部浮肿及四肢浮肿。

《本草纲目》中记录了此方治疗喘咳面部浮肿及四肢浮肿。

2. 独圣饼

【组成】蛤蚧1对，人参15克。

【服法】上两药为末，化蜡120克，和做6饼，每煮糯米薄粥一盏，投一饼搅化。

【主治】喘嗽面浮及四肢浮肿。

（九）治疗湿痰方

星半丸《古今医统大全》卷四十三

【组成】南星、半夏各1两，蛤蚧3两。

【服法】上为末，姜汤泡，蒸饼丸，青黛为衣，每服50姜汤送下。

【主治】湿痰。

（十）治疗颈下猝生结囊，欲成瘿方

木通散

【组成】木通、松萝、蛤蚧、桂心、白蔹、琥珀、海藻、昆布各1两。

【服法】上为末，每服2钱，不拘时，温酒调下。

【主治】颈下猝生结囊，欲成瘿。

（十一）治疗白瘴点珠方

补肺散《丹台玉案》卷三

【组成】人参3钱，白蒺藜、白石脂、白术、杏仁、苍术各1钱，蛤蚧、车前子、旋复花、玉屑各1.5钱，北五味21粒，黑枣2枚。

【服法】食后服。

【主治】白瘴点珠。

（十二）治疗瘫痪秘方

【组成】蛤蚧1对，麻黄4两，川乌、草乌各2两，透骨草4两，艾1把，川椒4两，白花蛇4钱，防风4两，紫花地丁1升，大盐4两，槐枝1条。

【服法】上用水2桶煎，用大缸半埋在地，待水温时，坐上洗。再用水2桶煎渣，候冷时，再入热水，或一日，或一夜，临出时，用水洗顶心数次，再用芥末贴患处，热炕上睡，汗出尽为度。

此外，《古今录验》五蒸汤加减中提到，虚热，乌梅、秦九、柴胡气也；青蒿、鳖甲、蛤蚧、牡丹皮、小麦血也。在治疗血分蒸热时常可选择蛤蚧。

（十三）医案举例

◈ 1. 治肾虚咳喘案《丁甘仁医案》

章左，咳呛有年，动则气喘，痰味咸而有黑花，脉尺部细弱，寸关濡滑而数。咸为肾味，肾虚水泛为痰，冲气逆肺，则咳呛而气喘也。恙根已深，非易图功。姑宜滋补肾阴，摄纳冲气，勿拘见咳而治肺也。

方：蛤蚧尾1对，（酒洗烘研为丸吞服）生地、蛤粉、枸杞子、山药、茯苓、沙参、贝母各3钱，甘草5分，杏仁3钱，核桃肉2枚。

◈ 2. 治肺痿案《古今医案按》卷五

喻嘉言治施眉苍肺痿喘嗽吐清痰，肢体痿软，不能举动，脉来虚数。

方：蛤蚧20枚，酒浸酥炙，人参、黑参各10两。蜜丸，时噙化，不终剂而愈。

◈ 3. 肝气逆喘案《凌临灵方·喘逆》

严左，喘逆未平，咯痰欠顺，丹溪谓：上升之气，自肝而出。操劳动肝，肝气横逆扰动痰饮为患，年高病者是非宜也，脉濡滑近弦，舌苔黄腻。治拟平肝降逆理气豁痰。

方：西洋参1.5钱，川贝2钱，沉香3分，蛤蚧尾1对（研细分冲），陈皮1.5钱，紫石英3钱，丝瓜络3钱，杏仁3钱，半夏1.5

钱，白蒺藜3钱，竹沥1两。

◆ 4. 蛤蚧为药引案

清宫医案中记载蛤蚧为药引，用于治疗肾元不足、肺气不降的咳喘之症。

光绪三十四年，脉见弦数，秋令以来，咳嗽日甚，夜卧尤剧，转动饮食则喘，常欲恶心，时而恶寒发热，种种皆肺气不降，胃气不和，以致元气渐伤，肢体酸软，耳堵尤甚，子后即不能寐……属阴阳两伤，标本俱病，以止嗽定喘，降肺和胃，调摄阴阳标本法调理，用蛤蚧尾一对研末冲服。蛤蚧尾能补肺肾，纳气定喘，可使气归下元，虚喘得平。

八、蛤蚧的药膳食疗方

（一）药膳概说

药膳是在中医学理论的指导下，将药物与食物相配伍，采用独特的烹调技术制作成的具有色、香、味、形、效的特殊食品。中医药膳学源远流长，它作为中医学的一个组成部分，又是中国饮食文化的重要组成部分，在我国已有数千年的历史。它对我国人民防治疾病和保障健康长寿起了很重要的作用，对中华民族的繁衍昌盛做出了很大的贡献。随着人类社会的发展，药膳这种集饮食与药物为一体的具有特定风味的食品越来越受到欢迎。医学界越来越认识到饮食对疾病的预防和治疗的重要性，良好的饮食习惯、合理的膳食营养可防止疾病的发生，延缓疾病的进程，对促进疾病的康复有积极的意义。正确的饮食对延缓衰老同样起作用。药膳具有以下特点。

1. 以中医理论为指导

药膳食疗以中医的阴阳五行理论、脏腑理论、中药药性及配伍等基础理论为指导来配制用膳。长期以来，已形成了一套较为系统的理论体系，如遵循中药药性的归经理论，强调"酸入肝、苦入心、甘入脾、辛入肺、咸入肾"；注重五味与五脏的关系，主张以脏补脏；提倡辨证用药，因人施膳，因时施膳。

2. 中药与饮食的有机结合

药膳食疗除了具有鲜明的中医特色外，还充分体现了预防为主的思想，强调了饮食是人体精充气足神旺之本，提出"五谷为养，五果为助，五畜为益，五菜为充"的理论。树立了正确选择食物，合理配用膳食，进行养生防病的正确观念。药膳具有食品的一般特点，强调色、香、味、形，注重营养价值，因此一份好的药膳，应是既对人体的养生防病具有积极作用，对人体具有良好的营养作用，又要能激起人们的食欲，给人以余味无穷的感受。

3. 独特的制作方法

出于药膳是一种特殊的食品，故在烹制方法上也有其特点。除了一般的食品烹制方法外，还要根据中药炮制理论来进行原料的处理。

药膳可根据制作工艺分为菜肴类、粥食类、酒类、饼类、汤类等。还可根据功效分为补益类、清热类、养血类、祛湿类等。

（二）蛤蚧的药膳食疗

中医认为蛤蚧性味咸平，入肺、肾经。有补肾益肺，纳气定喘之功。适用于肺肾两虚、喘咳短气、虚劳咳嗽、咳血及肾虚阳痿、尿频等证。《本草纲目》言其"……补肺气，益精血，定喘止嗽；疗肺痈，消渴，助阳道"。药理学研究表明，其乙醇提取物可延长小鼠的动情期，显示出雄性激素样作用，因而有助于治疗男子阳痿、遗精、肾虚腰痛、咳喘等。蛤蚧药膳多用于慢性咳喘缓解期，肾虚阳痿，夜尿多，腰痛及虚损性疾病的食疗。

1. 粥类

（1）人参蛤蚧粥

【用料】人参3克、蛤蚧2克、糯米50克，食盐适量。

【制法】将人参、蛤蚧研为细末。糯米淘净，加水煮为稀粥，待熟时调入药末、食盐，稍煮即成。

【服法】每日1剂。

【功效】补益肺肾，纳气定喘。

【主治】适用于肺肾两虚咳嗽，气喘之患者，气虚喘嗽，面浮肿，四肢浮肿，尿少，腹胀及精液不液化等。

（2）蛤蚧粥

【用料】蛤蚧1对、党参30克、糯米50克。

【制法】先用酒和蜂蜜将蛤蚧涂满，炙熟，党参研末，加醋和匀，与蛤蚧搅合成饼，再煮糯米成稀粥，入饼搅化，调味即可。

【服法】慢慢热食。

【功效】补肺益肾，纳气定喘。

【主治】适用于哮喘属于肺肾两虚不能纳气者。症见久病哮喘，动则喘甚，体倦腰酸等。

（3）蛤蚧大米粥

【用料】全尾活蛤蚧5只或干蛤蚧，大米500克。

【制法】先将蛤蚧洗净，酒洗，去头，剁碎，加适量米酒、食油、盐、葱花、胡椒粉拌匀，密闭静置20分钟；倒入已煮烂沸腾的粥锅里，加盖以旺火熬煮5分钟即成。

以干蛤蚧为原料时，去头、足、鳞片及竹片，切成小块，洗净后，加水、米酒、盐，用小火煨烂，然后加米熬粥，粥熟后撒入葱花、胡椒粉搅匀即成。

【服法】慢慢热食。

【功效】补肾定喘，益精壮阳。

【主治】适用于肺肾两虚的咳喘。

2. 酒类

药酒在中医方剂学上又称为酒剂。药酒是选配适当的中药，经过必要的加工，用度数适宜的白酒、黄酒或米酒为溶媒，浸泡或煎煮使加入的中药有效成分溶出，去掉药渣制成的具有治疗和滋补性质的澄清液体，另外，也有在配酒过程中加入适当的中药。通过中药与酒配伍，可以增强药力，使药物有效成分充分溶出，借助酒势，驱动药力，提高人体对药物的吸收和利用，以达到治疗、养生和保健的目的。

药酒具有配制简单，服用方便，药效易于发挥，适用范围广，易于保存的特点。

药酒服用时要注意，不是任何人都适用，还需因人而异，运用药酒治病与运用中药治病一样，必须依据中医理论，遵从一定原则，正确使用，这样才可达到治病救人的目的。随便乱用，不但无益，反而有害。临床应根据机体情况及所患疾病的性质表现而选用不同的药酒。

应根据情况因时、因人、因地灵活应用。中医名言"春夏养阳，秋冬养阴"，说明进补也要选择时间与季节。大病之后可进补，但正虚邪未退尽，进补过早，正虚邪敛，常可使疾病缠绵难愈。因此，药酒用量要适度，同时，服用药酒要根据人的耐受力或根据病情，以及所用药物的性质和浓度而调整。服用时要避免不宜。

(1) 蛤蚧酒

【用料】蛤蚧1对（雌雄各1只最好）、白酒1千克。

【制法】将蛤蚧用淡盐水洗净，切为小片，浸入白酒中，密封浸泡1个月，开启过滤去渣，即可饮用。

【功效】温阳益肾。

【主治】适用于肾虚腰痛，阳痿不举，动则气喘，咳嗽少气。方中蛤蚧性味咸平，归肺、肾经，有助肾阳，益精血，补肺气，定喘咳的功效。此方最适用于老年人肺肾虚而造成的咳喘、久病虚弱及慢性支气管哮喘。

【服法】每日睡前饮用1小盅，连续2~3剂。或日服2次，每次服10~15毫升。每日早晚空腹温服。

(2) 蛤蚧酒

【用料】蛤蚧1对。

【制法】取蛤蚧1对，去头足及鳞，切成小块，连尾巴，放入适量黄酒中，浸泡7~10日。

【功效】补肺益肾，纳气定喘。

【主治】治疗虚劳，动则气喘，咳嗽少气，阳痿等症。最适用于老年人肺肾虚而造成的咳喘、久病虚弱及慢性支气管哮喘。

【服法】每服1匙，日服2次。

(3) 蛤蚧酒

【用料】以蛤蚧为主要原料，配以中药用纯米酒浸制而成。
【功效】久服能养血生精，补肾强身。
【主治】用于肾阳虚，夜尿，肾阳虚引起的腰痛、阳痿等。
【服法】口服，每次20~30毫升，日服2次。

(4) 蛤蚧酒

【用料】蛤蚧2条，当归、肉苁蓉、龙骨、川芎、白芷各5克，红枣10枚，50度以上白酒2 000毫升。
【制法】
①生浸法：将活蛤蚧敲死，剖腹去内脏，擦净血污。当归、肉苁蓉、龙骨、川芎、白芷、红枣分别洗净沥干，与蛤蚧一起浸泡于白酒中，密封2个月，取出过滤。
②干浸法：将蛤蚧干去竹片，用淡盐水洗去细鳞及污物，抹干。当归、肉苁蓉、龙骨、川芎、白芷、红枣分别洗净沥干，与蛤蚧干一起浸泡于白酒中，密封2个月，取出过滤。
【功效】补肾温肺，益精壮阳，止咳平喘。
【主治】适用于久病体弱，肾虚阳痿，性机能减退，尿频，肺结核喘咳，老年慢性支气管哮喘，肺气肿。
【服法】每天服2次，早晚各服1次，每次15~30毫升。
【宜忌】性机能亢进者忌服。

(5) 蛤蚧参草酒

【用料】蛤蚧1对、人参30克、虫草20克、胡桃仁50克、曲酒

2 000毫升。

【制法】将诸药同置曲酒中，密封浸泡20～25日后即可。

【功效】补肾益气，纳气平喘。

【主治】适用于支气管哮喘，慢性喘息性支气管炎缓解期的食疗。

【服法】每日早晚空腹饮服10～20毫升，连续20～30天。

(6) 蛤蚧参茸酒

【用料】蛤蚧1对，人参、肉苁蓉各30克，巴戟天、桑螵蛸各20克，鹿茸6克，米酒2升。

【制法】蛤蚧去头足，同其他药一起捣成粗末，置于酒坛中，加米酒，浸泡2周，过滤去渣，澄清装瓶备用。药渣爆干，研成细末。

【功效】补元气，温肾阳。

【主治】用于气血两亏，神疲食少，肾虚腰痛，四肢无力，形寒肢冷，恶梦遗精，失眠健忘，心悸怔忡，腰膝寒冷酸痛，下肢软弱无力以及女子宫寒，肚腹冷痛等。

以蛤蚧之益精助阳，采用人参之大补元气，补脾益肺，生津安神；用鹿茸生精益髓，调冲任，托疮毒；巴戟天补肾阳，强筋骨；肉苁蓉补肾阳，益精血，润肠通便；桑螵蛸固精缩尿，补肾助阳；借米酒之通脉行药，精制而成，本品富含人体所需的氨基酸和微量元素。

【服法】日服2次，早晚各10～30毫升，早晚空腹温饮。药酒服完，服药末，每次6克，温开水冲服。

【宜忌】孕妇及阴虚火旺者忌服。

(7) 蛤蚧雄睾酒、蛤蚧神鞭酒

【用料】蛤蚧、淫羊藿、菟丝子、牛膝、白术、茯苓、肉苁蓉、蛤蚧雄睾丸、当归、杜仲、莲须、关沙苑、附子、玉桂等。

【制法】上药用优质米酒泡制,配以优质砂糖精心酿制而成。辅以上等米酒和大石山深层矿泉水,酒成棕黄色,气香,味微甜,喝时无腥味,口感好。

【功效】温补肾阳。

【主治】用于肾阳亏虚所致的腰膝冷痛,夜尿,尿后余沥,虚寒证,阳痿遗精、早泄、性功能减退有明显疗效。

【服法】日服2次,每次10~20毫升。

(8) 蛤参酒

【用料】蛤蚧1对、人参30克、甘蔗汁100克、米酒1.5升。

【制法】蛤蚧去头足,剪成小块,尾在酒中捣碎,人参捣成碎末,与甘蔗汁一起放入酒坛中,加米酒,密封,浸泡2周,开启,过滤去渣,澄清装瓶备用。药渣爆干,研成细末。

【功效】补肺益肾定喘。

【主治】用于元气亏虚,久病体虚,精神不振,失明健忘,气短乏力,喘促不止等症。

【方解】方中人参补气,补脾益肺,生津安神;蛤蚧助肾阳,益精血,补肺气,定喘咳;甘蔗汁调味,降低酒的热性。

【服法】每日2次,每次10~20毫升,早晚空腹饮用,服完药酒,可冲服药粉,每次9克,温开水冲服。

(9) 蛤蚧杜仲酒

【用料】蛤蚧1对、杜仲50克、白酒500克。

【制法】蛤蚧去头足,剪成小块,与杜仲放入白酒中浸泡一月后。

【功效】补肾阳,强筋骨。

【主治】适用于肾虚,腰膝酸软等症。

【服法】每日1~2次，每次10~20毫升。

(10) 回春蛤蚧酒

【用料】蛤蚧15克、人参15克、淫羊藿30克、枸杞子30克、益智仁20克、上等白酒1 500毫升。

【制法】将上药及白酒置于瓶中，加盖密封，60天可以服用。

【服法】每晚睡前饮20~50毫升。量小者喝少些，1次量不超过100毫升。

【主治】本药酒助肾阳，益精血，适合于肾阳虚衰所致的阳痿、早泄，腰膝冷痛，形寒肢冷，小便频数，遗精，遗尿及女子性欲低下患者服食。

(11) 大力神补酒

【用料】鹿茸、海马、蛤蚧、肉桂、沉香、龙骨、覆盆子、海狗鞭、梅花鹿鞭、枸杞、当归、巴戟天、高粱酒、砂糖等。

【服法】量饮服不醉即可。

【主治】健脑补肾。主治肾亏善忘，贫血头晕，心气不足。

(12) 西汉古酒

【用料】鹿茸、狗肾、蛤蚧、黄精、柏子仁、松果、枸杞、蜂蜜、白酒。

【功效】益精填髓，养身驻颜，健体防病。

【主治】多用于阳痿，遗精，虚喘，心悸等症。

【宜忌】阴虚火旺者，感冒咳喘者勿用。孕妇慎用。

(13) 蛤蚧灵脾酒

【用料】蛤蚧1对,菟丝子、仙灵脾各30克,金樱子、龙骨各20克,沉香3克,白酒2升。

【制法】将蛤蚧去头足,尾剪下在酒中捣碎,其他药捣成碎末,全部放入酒坛中,加入白酒,密封,浸泡2周,开启,过滤去渣,澄清装瓶备用。

【功效】壮肾阳,固精关。

【主治】多用于阳痿、遗精、早泄,腰膝酸痛,精神萎靡等症。

【方解】方中蛤蚧助肾阳,益精血,补肺气,定喘咳;仙灵脾温肾阳,强筋骨,祛风湿;菟丝子补肾固精,养肝明目;金樱子固精缩尿,涩肠止泻;沉香行气止痛,温中止呕。

【服法】口服每日2次,每次15~25毫升,空腹温饮为佳。

【宜忌】阴虚火旺者禁用。

(14) 蛤鞭酒

【用料】蛤蚧1对,狗鞭1具,巴戟天、肉苁蓉、枸杞子各30克,山茱萸120克,沉香4克,蜂蜜40克,米酒2.5升。

【制法】将蛤蚧去头足,狗鞭酥炙,与其他药一起捣成粗末,置于酒坛,加米酒,密封,浸泡3~4周,开启,过滤去渣,澄清装瓶备用。

【功效】补肾壮阳,益精填髓,强筋骨的功效。

【主治】用于腰膝酸软,行走无力,四肢不温,小腹发凉,阳痿早泄,精神萎靡,面色无光等症。

【方解】方中蛤蚧、狗鞭、肉苁蓉、枸杞子补肾壮阳,益精血;巴戟天、牛膝补肝肾,强筋骨,祛风湿;山茱萸补益肝肾,收敛固涩;

蜂蜜补中缓急，改善药酒的口味和热性；沉香行气温中纳气，同牛膝配和引血下行。

【服法】每日2次，每次10～15毫升，早晚空腹温饮。

【宜忌】阴虚火旺者禁用。

(15) 王宝液

【用料】蛤蚧、蚕蛾、人参、鹿茸、枸杞子、肉苁蓉、淫羊藿、锁阳、白酒。

【功效】本品具补气壮阳的功效。

【主治】用于体虚乏力，肾阳不足，畏寒肢冷，阳痿遗精等症。

【服法】日服2次，每次10～30毫升。温服。

【宜忌】阴虚火旺者禁用。

(16) 三鞭补酒

【用料】海狗鞭、梅花鹿鞭、人参鹿茸、海马、蛤蚧、淫羊藿、熟地、黄芪、当归、高粱酒等。

【功效】本酒具有生精补血，健脑补肾的功效。

【主治】适用于体质虚弱，肾亏遗精，神经衰弱，腰背疼痛，用脑过度，贫血头晕，惊悸健忘等症。

【服法】每日服2次，每次50毫升，温服。

3. 汤 类

(1) 蛤蚧汤

【用料】蛤蚧1对、高丽参5克、生姜3片。

【制法】将人参切片，加水同炖至蛤蚧熟后服食。

【服法】每周2剂，人参可嚼食。

【功效】温肾健脾。

【主治】适用于支气管哮喘缓解期的食疗。

(2) 参桃蛤蚧鸡汤

【用料】鸡肉250克、人参15克、蛤蚧1只、胡桃肉20克。

【制法】鸡肉洗净，切块；人参、蛤蚧、胡桃肉分别用清水洗净，人参切厚片。将以上备用料一齐放入炖盅内，加开水适量，炖盅加盖，置锅内用文火隔水炖2～3小时，调味供用。

【功效】大补元气，补肺健脾。

【主治】用于肺虚气喘，呼吸短促，气短乏力，食欲不振，神疲倦怠，反胃吐食等症。

(3) 梨杏贝母蛤蚧汤

【用料】蛤蚧（干品）1对、北杏20克、川贝母15克、梨2个、陈皮1角、蜜枣2粒。

【制法】蛤蚧擦去鳞片，除头、爪，用清水洗净，切块状；北杏、川贝母、陈皮（去白）、蜜枣（去核）、雪梨分别用清水洗净，雪梨去心和核，切成块状。将备用料全部放入砂煲内，加开水适量，武火煮沸后。改用文火煲2～3小时，调味供用。

【功效】润肺生津、定喘散寒。

【主治】用于肺燥咳喘，痰多黄稠，呼吸急促或干咳无痰，精神疲乏，口干喉渴，畏寒怕冷等症。

(4) 蛤蚧鹧鸪汤

【用料】鹧鸪1只、蛤蚧1对、生姜2片。

【制法】鹧鸪刮净，去内脏，洗净斩件；蛤蚧剖开去内脏，洗净，用酒稍浸。将鹧鸪蛤蚧、生姜片一齐放入砂煲内，加清水适量，武火煮沸后，改用文火煲2~3小时、调味供用。

【功效】补肾壮阳，益气安神。

【主治】用于身体虚弱，腰酸脚软，食欲不振，失眠健忘，阳痿早泄，肺虚咳喘，夜多小便，记忆力减退等症。

(5) 人参蛤蚧汤

【用料】人参10克、蛤蚧1对、猪瘦肉100克、红枣5粒、生姜3片。

【制法】瘦肉洗净、切件；人参、蛤蚧、红枣、生姜分别用清水洗净，备用。将以上备用料一齐放入炖盅内，加开水适量，炖盅加盖。置锅内用文火隔开水炖2~3小时，调味供用。

【功效】温脾补肾。

【主治】用于脾肾阳虚之心悸怔忡，面色苍白，疲乏无力，动则作喘，身寒肢冷，浮肿尿少，舌体胖等症。

(6) 鹿角菜蛤蚧水鱼汤

【用料】蛤蚧尾1对，水鱼1只（约500克），鹿角菜120克，生姜、红枣适量。

【制法】水鱼刮净，去肠脏，其余各材料洗净，一齐放入煲内，加清水适量，武火煮沸后，文火煲2小时，调味供用。

【功效】清热化痰，养阴润肺。

【主治】适用于肺肾阴虚，虚火上炎。症状多见咳嗽气喘，痰中带血，神疲乏力，手足烦热，大便燥结，舌红少苔，脉来细数或痰火瘰疬。对于肺结核、支气管哮喘、肺癌、支气管扩张、颈淋巴结核、淋巴结炎等症状属于肺肾阴虚，虚火上炎，对于此症可用本汤治之。

本汤治症乃因肺肾阴虚，虚火灼肺所致，此时，正虚邪敛，虚实夹杂，治之既需清肺热，又需养肾阴。汤中鹿角菜为海萝科植物海萝、鹿角海萝的藻体，含有牛黄酸、多糖、碘、钾、钠、硅、磷、铁、钙、镁等元素，性味甘咸寒，质滑润，功能清热，化痰，润肺。蛤蚧含有蛋白质，有雄性激素和雌性激素作用，功能补肺肾，平喘咳。水鱼滋肾阴，清虚热。合而为汤，共奏清热化痰，养阴润肺之效。

【服法】分2次，热食。

（7）蛤蚧海白菜汤

【用料】蛤蚧、海白菜。

【制法】蛤蚧肉与海白菜洗净待用；油热后，先放葱、姜、蒜，再放蛤蚧肉与海白菜翻炒，待熟后加适量水，开锅即可。

（8）补肺丽参鹧鸪蛤蚧汤

【用料】高丽参3钱、蛤蚧1对、陈皮1角、鹧鸪1只。

【制法】鹧鸪1只，洗净，去毛，去内脏，切成块状。蛤蚧去头、爪、鳞，用水洗净，切成块状。高丽参、陈皮分别用清水洗净，高丽参去芦头，切成片状。瓦煲内加入适量水，用猛火煲滚，放入材料，改用中火煲3小时，加入盐调味，即可饮用。

【功效】补益肺肾，化痰理气，平喘止咳。

【主治】此汤止咳化痰，温肺定喘。对于肺肾气虚，咳嗽痰多，气逆喘促，动则气促，精神疲乏，懒言，倦怠，中气不足有帮助，尤其是对于老年人慢性支气管炎、肺气肿的治疗有帮助。健康人食用有补益肺气、补肾益精、强壮身体、除痰、增强记忆力的作用。

（9）党参蛤蚧麻雀汤

【用料】蛤蚧1对、党参20克、麻雀2~3只。

【制法】麻雀活杀，去毛，肠脏爪洗净，把全部用料一起放入锅内，加清水适量，旺火煮沸后，文火煮2~3小时，调味即可。

【功效】补肺益气，温肾平喘。

【主治】哮喘缓解期或慢性发作属肺肾两虚者。见咳嗽气喘日久不愈，动则喘甚，呼多吸少，气不接续，体倦乏力，语声低微，腰酸耳鸣，舌淡，脉虚等症。

【服法】可作为餐饮佐汤服食。

（10）蛤蚧核桃汤

【用料】蛤蚧2只、核桃75克、陈皮10克、猪肉适量、食盐少许。

【制法】蛤蚧用清水洗净后，切成块状，与已经去壳的核桃肉、陈皮、猪肉一起放入瓦煲内，加入适量清水，文火煲3小时左右，加入盐调味即可。

【功效】补肾纳气，通络止痛。

【主治】适用于老年肾亏腰痛，腿脚软弱无力等。

【服法】佐餐食用。每日1~3次，每次150~200毫升。

4. 菜肴类

(1) 蛤蚧全鸡

【用料】生猛蛤蚧 2 只、鸡 1 只（重约 1 000 克）、龙眼肉 25 克、火腿肉 20 克、生姜 5 克、葱 5 克、料酒 10 克、精盐 15 克、味精 0.5 克、清汤 1 000 毫升。

【制法】将蛤蚧敲死，刮净体上细鳞，剖腹去内脏，用棉纸擦净血迹，保持头尾完整。鸡宰杀后，煺毛剖腹去内脏，去掉大骨，放开水锅中焯一下，沥净血水。龙眼肉洗净沥干，火腿肉切片，生姜洗净拍裂，葱洗净打成结。将整理好的鸡放于大瓷碗中，腹面向上，蛤蚧分放两旁，加入龙眼肉、火腿肉片、姜块、葱结、料酒和精盐，注入清汤，盖严。上笼用大火蒸 2 小时直至鸡肉酥烂。捡出姜块、葱结，下味精，调匀。

【功效】补肺益肾，滋阴助阳，益气补血，止咳平喘。

【主治】适用于老年慢性支气管哮喘，肺气肿，肺结核喘咳，痰中带血，肾虚阳痿，性功能减退，五更泄泻，小便频数。

【服法】分 2~3 次，1 天服完。乘热食蛤蚧和鸡肉，喝汤。

【宜忌】阴盛阳亢患者忌服。

(2) 蛤蚧炖鹰龟

广西传统名菜之一，为梧州市大东酒家独创。成名至今 50 年。素以用料名贵、加工精细、清香鲜嫩、汤清而醇闻名。

【用料】蛤蚧、鹰龟为主料，生姜、红枣、淮山药、陈皮、料酒、胡椒、盐等为配料。

【制法】宰杀蛤蚧。先将头斩掉，剖腹去内脏，剥皮至后腿部，切勿把尾巴弄断，用开水焯一下，洗净血污，待用。宰杀鹰龟。将鹰龟焖死，让血留在肌肉内，置于热水中稍烫，斩去脚、尾、除硬甲、去内脏，将肉斩成若干小块，放入开水锅中煮5～6分钟取出，将龟肉加入生姜、红枣、淮山药、陈皮、料酒、胡椒、盐等配料。先煮10分钟，加入蛤蚧，文火炖2小时左右，置入炖盅，再蒸1小时。出笼后去掉配料，放入味精、麻油、葱花即可食用。

【功效】滋阴壮阳，润肺补虚。

【主治】慢性咳喘缓解期及病后体虚证。

（3）蛤蚧当归炖草鸡

【用料】净草母鸡1只（约750克）、蛤蚧1只、当归。精盐、味精、生姜为调料。

【制法】活草母鸡宰杀、煺毛，取出内脏，光鸡洗净焯水，洗去浮沫。光鸡放入瓦罐内加蛤蚧、当归、生姜片清水加盖再用保鲜膜封口，隔水炖鸡肉酥烂，加精盐、味精，再炖至汤沸，取出即可食用。上海药膳菜，汤色清醇，肉酥烂而形整，咸鲜香醇。

【功效】平喘止咳。

（4）蛤蚧炖全鸡

【用料】三黄仔鸡1只、蛤蚧1对、桂圆肉。

【制法】采用三黄仔鸡、一对蛤蚧，配上桂圆肉和作料，几片火腿点缀其间，然后用纸贴盖瓷钵口缝，上笼旺火炖2小时即成。

【功效】具有醇香浓郁，润肺止咳，壮阳补肾功能。

【主治】适用于老年慢性支气管炎、肺气肿。

(5) 蛤蚧煲胎盘

【用料】蛤蚧1个、胎盘1个、鱼腥草75克、北杏仁10粒、瘦猪肉少许。

【制法】将以上各味药洗净，以大火烧开后用慢火煲汤3小时以上加盐调味。

【功效】补肾纳气，化痰定喘。

【主治】适用于夏末秋初，支气管哮喘缓解期服用，预防哮喘复发作用显著。

【服法】分两次服用，每周或10天内煲3次。

5. 面食类

(1) 蛤蚧肉饼

【用料】蛤蚧1只、猪瘦肉100克、香菇10克、生姜5克、酱油3克、淀粉3克、精盐1克、味精0.1克。

【制法】将蛤蚧敲死，刮净体上细鳞，剖腹去内脏，用棉纸擦净血迹，切成小段。猪瘦肉洗净切片。香菇水发后剪去菇柄，切碎。生姜洗净切片。然后将以上4种混合，共剁成肉蓉，放于碗中，加入酱油、淀粉、精盐和味精，拌和均匀，腌渍入味。将腌渍好的肉蓉放于瓷碗中，轻压成圆饼状，加入清水100毫升，加盖，置锅中隔水蒸熟。

【功效】补肾益肺，止咳平喘。

【主治】适用于病后体弱，腰膝酸软，肺结核久咳，老年肺虚咳喘，小儿疳积，肺气肿。

【服法】分2次服，早晚各1次。

【宜忌】阴盛阳亢者忌食。

(2) 蛤蚧糯米团

【用料】蛤蚧粉35克，糯米200克。

【制法】糯米洗净，焙干为末，与蛤蚧粉混合均匀，加入适量水，入白糖少许，揉为面团，上笼蒸熟食用。

【功效】补脾益肺止喘。

【主治】适用于哮喘缓解期，肺脾肾皆虚者。

▲ 参考文献

1. 王剑．美味滋补家常饮品．上海科学技术文献出版社，上海：1994

2. 梁梓，黄彩琼．补身秘签——冬季实用保健补益汤谱．广州出版社，广东：1995：30，37，86，131

3. 李明哲．药酒与膏滋——药酒配方800例．轻工业出版社，北京：1998：26

4. 杨季国，徐珊．现代中医保健——哮喘病的中医保健．人民卫生出版社，北京：206

5. 顾奎琴．感冒 哮喘 肺病食疗．知识出版社，北京：2001：105

6. 宋都．男性壮阳食疗汤．金盾出版社，北京：2001：47

7. 叶强．民间药疗食谱．广东科技出版社，广州：1998.12：84～85

8. 张英．家庭保健药酒配制．华文出版社，北京：2002

9. 康静．滋阴壮阳菜谱．中国社会出版社，1996

10. 张有寯，王耀廷．中国食养食疗大全．天津人民出版社

九、蛤蚧的养殖技术

（一）概　述

　　蛤蚧是野生动物药材，长期以来，由于需求量不断增加，人们对蛤蚧滥捕无度，使原来生活在稍平缓石山部分的蛤蚧大多绝迹。现存的蛤蚧多藏身在人无法攀爬的悬崖绝壁的石缝，而产量不断减少，出现供不应求的现象。早在20世纪50年代后期，我国蛤蚧的主要产地广西，就曾进行了蛤蚧人工饲养的试验，以期变野生为家养、家繁，借以增加产量。由野生动物变为家养家繁的动物，往往需要经过长时间艰苦反复的试验才能成功，因此最初遭到失败是不足为奇的。整个60年代，广西、广东的一些地区对蛤蚧的人工饲养进行了小规模的试验，但无多大进展；至70年代第二年，广西贵县医药公司又建房试养，随之横县、崇左、龙州、田阳、隆安、靖西、武鸣等县医药公司及广西医药研究所、广西中医学院等单位也先后进行了养殖试验。广西商业部门还多次召开"蛤蚧生产"专业会议，总结交流经验。许多产区开展的养殖试验，探索了一些方法，极大推动了蛤蚧养殖技术的发展。

1. 蛤蚧的进口增加

红点蛤蚧主要产于越南、柬埔寨、泰国。早在20世纪80年代中后期，广西产的黑点蛤蚧野生资源濒临枯竭，上市量剧减，使药用告缺。在这种情况下，上述三国产的红点蛤蚧便通过口岸和边境贸易大批量进入到广西市场，再销往全国各地，填补了蛤蚧药用的空缺，基本保持了市场供求平衡和价格相对稳定。近20年来没有出现大起大落。但进入2004年，蛤蚧的供求平衡被打破，价格出现陡涨，目前边贸市场大条每对销价从年初的11~12元升至15~16元，中条从7~8元升至11~12元，升幅分别为60%~66.7%、50%~57.1%。近期边贸市场上的红点蛤蚧为何销旺价陡升呢？据笔者调查了解获悉，主要是因为蛤蚧被列国家二级珍稀保护野生动物后，有关部门不断采取措施加大力度进行保护。开始只是在国内产地严禁乱捕滥杀，近年，对从边贸市场进入广西内地市场亦进行限量，并凭"三证"（养殖证、运输许可证、经营许可证）才能经营。进入2004年则采取市上禁售，并对进入广西境内的红点蛤蚧实施地上查、海上堵、空中拦等措施。一旦发现，则按国家野生珍稀动物保护法和自治区有关条例处理。因此，今年以来，市上难见到蛤蚧。尽管如此，由于市场上仍有需求，且销势看好。近几个月来，通过边境小道，仍有一定数量进入到广西边贸市场和广西内地市场，交易从明处转入暗处，但进入的数量也大为减少，据边贸商家反映，与上年同期相比约减少50%以上。

2. 发展蛤蚧养殖业的重要性

业内人士分析认为：随着今后有关部门对蛤蚧进一步加强保护和管理，会使越、柬、泰三国产的红点蛤蚧进入到广西各边贸点的数量越来越少，这种状况持续下去，将会在不长时间内消化掉商家现有的库存。到时会给药用蛤蚧带来紧缺，为此，蛤蚧的价格不断高攀。因此，国家有关部门在加大力度对蛤蚧保护和市场管理的同时，应在资金、技术上扶持产地科研单位开展野生蛤蚧变人工养殖研究，从发展养殖中解决日趋增加的药用需求。

（二）蛤蚧的生活习性

1. 蛤蚧的栖息环境

蛤蚧栖息于悬崖石壁洞缝中、树洞中、房舍墙壁顶部。特别喜欢栖息在周围昆虫多，有草木生长，高几米至几十米的山岩上。在石山边的坟墓中以及土山石洞中也有栖息。蛤蚧喜温怕寒，冬季多栖息在向阳避风的洞中，入洞深。夏季多栖息在背阳凉爽处，入洞浅。昼伏，夜出。喜几条或单独栖息。对数十条蛤蚧栖息石缝石洞研究测量发现：蛤蚧多选择通风、干燥的陡峭石壁上植被遮盖的天然石缝为栖息地。石缝与石洞相比，蛤蚧更偏爱石缝。各石缝长度和深度差异较大，最长可达150厘米，短的也有24.3厘米，最深有75厘米，浅的也有21厘米。石缝的宽窄不一，显然石缝的宽度与栖息点的安全有关。此外，缝隙内的走向是斜向上的，防止雨水倒流，也可以保持干燥。

蛤蚧一旦选定了栖息点后，该点会成为自身甚至其他个体的永久栖身点，一旦栖息在洞内的蛤蚧被捉，不久另一只蛤蚧又会住入，这个特点使得捕猎者成功地守株待兔捕捉。在同一石洞或石缝里，一般住蛤蚧1只，很少有2只。蛤蚧不论雌雄老幼，都喜头向下栖息，用其5只脚趾下生长的吸盘吸附在物体上，产生很强的吸力，助其攀岩走壁并头向下栖息。

蛤蚧机警性强，遇惊四处逃逸，嘴能自卫，若突遇异物则咬之不放，被触怒时，常发出咯咯之声并张口回击。蛤蚧遇险能自切其尾，弃尾而逃。蛤蚧不喜水但能游泳，被困在水中时能游水离开。蛤蚧能在峭壁、侧壁或天花板上爬行自如。蛤蚧虽然视力不强，畏光，白天可见5~6米的距离，但有好的听力。此外，蛤蚧能鸣叫，古书中已有记载，鸣叫与个体发育、温度变化、光线强弱、生殖活动有一定关系。蛤蚧每年蜕皮1~2次，与生长有直接关系，蜕皮一次通常需要5~6天，体弱者蜕皮时间长些，幼蛤蚧蜕皮较快。蜕皮的顺序是，从头、肢、背部先蜕，然后躯干、尾，脚趾蜕完时间较长。与蛇类蜕皮不同的是，非整张蜕出，而是成块状蜕落。

2. 温度对蛤蚧的影响

温度对蛤蚧的活动起着极其重要的作用，常与蛤蚧的生长发育、活动状态、生存、数量和分布关系密切。从蛤蚧的生活规律看，野外生态调查发现蛤蚧每年3月到11月底是活动季节，12月到第2年2月为在石洞或石缝深处冬眠期。在冬季养殖蛤蚧也有类似情况出现，当室内温度下降到8℃以下时蛤蚧呈麻木或冬眠状态，当室温回升到18℃左右时，麻木或冬眠状态立即解除，即便是隆冬季节亦恢复活动。从蛤蚧鸣叫发声的情况来看，与这个规律相符，即每年2月底到3月便有蛤蚧鸣叫出现，一直延续到11月底左右，随后一直到第2年2月不再有叫声。表明蛤蚧进入冬眠时期。鸣叫出现得频繁和激烈的时间是每年的5~6月份。此期正是蛤蚧求偶交配产卵的繁殖阶段，显然叫声与蛤蚧的繁殖有密切的关系。不同季节的活动强度具有显著差别，以5、6、7月为最强，8、9、10月次之，1、2、3、11、12月最低。值得注意的是，蛤蚧虽属喜温动物，但不耐高温。对低温特别敏感，不能生长在冬天有冰雪的地方。据观察，蛤蚧耐低温的能力与个体大小、体质强弱、肥瘦有关。肥壮者能忍受5℃左右的温度；瘦弱的只能耐受 8℃ 左右的温度；小蛤蚧遇 13℃ 的温度即冻死。

3. 光线对蛤蚧的影响

蛤蚧白天潜伏在石缝、石洞里，夜里到洞外捕食。与众多的夜行性动物一样，蛤蚧的视网膜层上的视觉神经细胞多为对彩色不敏感，但在弱光下便能产生感觉的视杆细胞。蛤蚧对光线的反应特别敏锐，瞳孔能随光线的强弱迅速作出放大或缩小的调节，在全黑的情况下，瞳孔全部放大成圆形，在白天，瞳孔完全关闭。在蛤蚧的昼伏夜出的节律中，光强度起着重要的作用。光因子通过视觉系统影响着蛤蚧相应的调节中枢。强光下，调节蛤蚧进入潜伏休息状态，弱光下进入活动状态，蛤蚧最喜食昆虫类食物，如金龟子、土狗、蝗类、蛾类等，也喜食蟑螂，这些食物多数也是夜行性的昆虫。在长期的进化过程中，是夜行性的蛤蚧食性转变为喜食这些夜行性昆虫，还是蛤蚧喜食这些夜行性昆虫而适应为夜行性，或者是两者兼有，这还有待于进一步研究。

水对蛤蚧的生存也关系密切，不仅有降低体温的作用，而且还可满足体内代谢之需要，食物虽含有水分，但不足，因此，蛤蚧还需饮水。夏日运送蛤蚧时，因气温高，失水增加，故除给以饮水外，还要进行体外淋水，以免发生过热缺水而死亡。蛤蚧在冬、春、秋季可适应不低于 55% 的湿度环境，夏季则要求的湿度环境在 65% 以上。

蛤蚧取食与活动是一致的，在野外，蛤蚧全年取食，但冬季胃肠内发现食物的频次少，胃充塞度小，夏季则相反。取食强度与昆虫的季节性变化相一致，也呈现出明显的季节变化。取食时间，天黑开始取食，日出停止活动，取食活动呈现出昼夜变化，蛤蚧专吃活的动物，食物几乎全部是昆虫，昆虫中除大型而体硬的，以及体小如浮尘子、飞虱等外，其他的昆虫蛤蚧都能吃。在饲养条件下，蛤蚧一次可吃 7.6 克重，6 厘米长的蚱蜢。食物的消化由吃入至排出约需 12 小时以上。蛤蚧在缺食的情况下能耐饿较长时间而不死,耐饥长达200多天。

在正常情况下,蛤蚧需到3~4龄时才能达性成熟,此时体长约130毫米,体重约50克。从5月至9月这段时间,都可见到蛤蚧产卵,但以6、7月份产卵最多,5、8、9各月产卵较少,10月也发现有个别产卵的。怀卵待产的蛤蚧,腹部膨大,两侧卵巢各有一个成熟的卵及7~10个未发育成熟的卵。蛤蚧每年仅产卵一次,每次产卵两个,一般两卵相隔几分钟产出,但也有相隔30分钟至数天甚至数月的。有个别蛤蚧,一年仅产1个卵。由此可见,蛤蚧的产卵力是很低的,这可能与营养不足有关。蛤蚧在天黑之后交配。交配时雄性靠近雌性,并爬到雌性背面,雄尾根部绕到雌尾根部下面与之对合,几秒钟后各自离开。在野生条件下,蛤蚧卵产在洞内伸手不及处。在饲养室中,蛤蚧喜将卵集中产在天花板、墙角、墙壁暗角处,卵大多重叠堆积,互相粘连不可分开。铁丝笼内的蛤蚧大多将卵产在笼壁上,也有产在笼顶的,但极少产在笼底,这与保护卵的安全使卵免遭敌害有直接关系。蛤蚧产卵时,头部朝下,尾部朝上,四肢平行伸展,卵刚产出时,卵壳柔软具黏性,蛤蚧用后腿或后脚不停地将卵往墙壁或笼壁上挤压,约经几分钟,卵就粘于壁上。卵产出几十分钟后,蛤蚧自动离开,没有护卵的习性。蛤蚧卵最大卵径值是长30毫米,宽25毫米。最小卵的径值是长22毫米,宽20毫米。最重卵为7.8克,最轻为3.97克,多数为5~7克。卵的质量与孵化率有直接的关系。没有破损的受精卵,只要温度和湿度适宜,都能正常孵化。早产卵、未受精的卵、受霉菌污染的卵和破损卵都不能孵化,孵化率多在50%~60%左右。孵化率较低的原因还与其在胚胎发育过程中温、湿度不适宜造成死胎有关。孵化出的小蛤蚧的大小与卵的大小相关,小蛤蚧一般体重为3.63~5.25克,体长为51~59毫米。

蛤蚧的尾对于蛤蚧的价值关系极大,断了尾不够67毫米长的蛤蚧,不能供外贸出口,内销降价40%,甚至列入等外。药用价值也随之降低,影响疗效。在自然情况下,尾的长度差别很大,短的为67毫米，长的可达 144.5 毫米。原尾断下能够弹跳，跳动作可持续 4 分钟，而后减弱，仅作扭动。幼小蛤蚧尾弹跳力弱，再生尾无弹跳力。再生尾断后，仍能继续再生，再断又再生，只要蛤蚧活着，不管年龄多大，尾部都有再生能力。过去有人曾设想并试图利用活体取尾，作药材生产，但由于饲养技术不过关，未获成功。后通过反复试验表明，蛤蚧每年可取尾两次。在采收蛤蚧时，可将不合格的断尾蛤蚧，再经过短期饲养达到全尾标准后，再进行加工，就可提高质量，增加产值。

（三）蛤蚧的捕捉

多选择在夏季捕捉蛤蚧。

1. 蛤蚧的洞口

蛤蚧是野生爬行动物，因此捕捉蛤蚧首先要了解蛤蚧的生活习性和栖息环境，这样才能达到预期效果。凡是能听到蛤蚧叫声的石山，说明有蛤蚧。南方凡是有峭壁洞缝的石山可能栖有蛤蚧。炎热暑天或久旱之年，蛤蚧多住山腰，天凉时多住深洞，天暖时多住浅洞，刮风天多住山背。另外，经常有蛤蚧活动的石缝，缝口无蜘蛛网，洞口有新鲜的呈长椭圆形的黑色或褐绿色、褐黄色粪便。如果粪便陈且硬，则蛤蚧可能迁居他处。初步确认洞内有蛤蚧时，可探洞察看，然后准备捕捉。

2. 蛤蚧的捕捉方法

（1）昆虫诱钩法　在观察洞内有无蛤蚧时，要注意里面有无毒蛇栖息，蛤蚧尾部有6~7个白色环，细看易辨认。此外，蛤蚧眼发亮，如果洞内什么也看不见，可用草茎伸入洞内拨动以诱其出来。蛤蚧常将草茎误为昆虫，从深处爬出。此时用一根1米长的粗铁丝一端磨尖，弯成钩状，钩尖挂蝗虫1只，慢慢伸入洞里，蛤蚧见食，就会一跃而起张口咬住，未等吞食的片刻将铁丝扭转90度，使钩尖钩住蛤蚧的下颚，为避免钩伤蛤蚧上颚，不能直接将蛤蚧拖出，须另外用一根1米长的粗铁丝，一端弯成直角，但不磨尖，钩入蛤蚧眼眶，然后把两根铁丝一起拖出洞口。

(2) 铁丝钩捕法 用1米长的粗铁丝，一端弯成2厘米的直角钩，利用蛤蚧对异物有张口反击和咬之不放的习性，在蛤蚧头前晃动，待蛤蚧张口还击时，将钩伸入蛤蚧口内钩住下颚将其拉出。有时蛤蚧不张口回击，反而往洞的深处躲去，此时可用细竹竿深入洞内将蛤蚧去路挡住，然后用铁丝钩钩住慢慢拖出。

(3) 木棒扎发诱捕法 用木棒、竹竿或铁丝一根，顶端捆扎头发或马尾，使之紧缠成团，伸入洞内诱咬，一旦蛤蚧张口咬住，头发便会卡住牙齿拉得越紧，蛤蚧就咬得越紧，这时便可将蛤蚧拖出洞外捕捉。不过，千万不得松手，否则蛤蚧就会松口，如果那样就休想再捉到它。

(4) 烟熏捕捉法 当蛤蚧窜入洞缝深处，既不能用饵诱，又不能用钩钩时，可用烟攻。把干草一小束，塞进洞口，外端点火，吹烟入洞，蛤蚧难受，便会出洞，这时常会去咬干草，当听到咬干草之声，立即把干草猛地抽出；蛤蚧也被拉出。但烟熏会伤及大小蛤蚧和卵，又易引起火灾，所以不是最好的方法。相比之下，还是采用诱捕法或灯照法捕捉为好。

(5) 灯照捕捉法 入夜后，蛤蚧出洞，有的鸣叫，有的四出觅食。此时持手电筒，最好使用矿灯，携一根6米长的竹竿，顶端系一铁丝钩，钩上挂一只蝗虫，入山捕捉。如见到数米高的峭壁上有蛤蚧，可将竹竿伸去引诱蛤蚧上钩，如不咬还可用竹竿将蛤蚧快速击落地上然后捕捉。用此法还可将较高岩洞中的蛤蚧引诱出洞。如果在低处，蛤蚧会被灯光照得停步不前，此时可迅速用手捕捉。在灯光照射下，蛤蚧也有爬回洞中的，此时稍等片刻，它们仍会爬出洞外，夜间入山捕捉蛤蚧，不能只顾头上，也应谨防脚下的毒蛇。

（四）蛤蚧的饲养

◎ 1. 饲养房的设计

建立饲养房要选择虫源丰富的地方，这是最重要的，切不可把饲养房建在城市中，或无虫源的地方。考虑到这一点，地点宜选在地势较高、周围比较开阔的地方，或水、旱地交界处，或果林、灌木林边。这些地方昆虫多，便于灯光诱引。过去广西曾有医药公司与附近生产队联合在水稻田区建造简易饲养房的，他们以田园昆虫供给蛤蚧食用，从而消灭了大量螟虫、蝗虫、蝼蛄等害虫，减少了农药的使用。对农业生产来说，这不愧为是一种生物防治病虫害的好方法。无虫期可将蛤蚧集中关养在专门的饲养室里，喂以人工饵料。

饲养房的结构，根据蛤蚧的生活习性，设计与自然环境相类似的栖息环境。可因陋就简，只要具备合适的隐蔽场所和容易取得丰富食物的环境就可以。关于房子的结构，普通的各式平房，不拘大小、高矮，只要稍加修缮或改装都可以使用。旧房要堵死洞缝，使老鼠不能窜入，蛤蚧不能外逃，地面需铺一层三合土；房顶需加天花板或于顶部安装铁丝网（网孔大小0.8厘米×0.8厘米较为适宜）以防蛤蚧逃逸；墙壁上都要钉上几块横置的木板，好供蛤蚧栖息；在面向虫源的一边，需加铁丝网。门口除木门外，最好还安装一扇铁丝网门，以利于夏季通风。另外，室内墙上可钉木板格架，并用黑布或麻袋遮挂保持阴暗，以适宜蛤蚧栖息。

一间2.2米高、4米长、2.5米宽的饲养房，可放养蛤蚧400条左右，房子加大，饲养数量增加，但房子不宜太高，太高管理不便。整个房子可分4部分：大蛤蚧饲养房、小蛤蚧饲养房、工作室、蛤蚧活动场。大小蛤蚧饲养房要用砖或片石墙分隔开，内壁上半部砌横沟，沟高5~6厘米，长25厘米以上，南北两面开窗，窗上钉铁丝网，加设可开闭的百叶窗，房顶设1~2道缝隙，作为蛤蚧出入活动场的通道。活动场应设在房顶，用铁丝网围成。大蛤蚧活动场的铁丝网孔径为1.5厘米×1.5厘米，小蛤蚧活动场网的孔径为0.6厘米×0.6厘米，活动场设木板门或铁丝门，以便饲养人员出入。

黑光诱虫灯安装在大蛤蚧活动场上面，灯下设收集漏斗，漏斗管长约50厘米，昆虫可以落入活动场，但蛤蚧也能从此管逃出，因此在漏斗管下需安装一个能自动开闭的薄铁片。昆虫落下后，薄铁片自动闭合，防止蛤蚧逃跑，也可以用塑料布制成1米长管套在漏斗下方。同样可起防止蛤蚧逃逸的作用。小蛤蚧的活动场可将黑光诱虫灯挂在铁丝网内，只让小型昆虫进入，大型昆虫可再次飞到大蛤蚧活动场上。

铁丝网的造价高，也可以不用铁丝网，而将黑光灯漏斗直接通入饲养房内。也可以利用自然山石，水库中小岛山石饲养。

2. 饲料

饲养蛤蚧能否成功，关键在于饲料是否充足。其解决办法，一种是利用自然界的昆虫，一种是人工培育饵料，两种方法可以互相补充。自然界昆虫有季节性，人工饲料不受季节影响，所以解决人工饲料是个关键问题。蛤蚧对饲料有一定的选择性，蛤蚧是肉食动物，以吃活昆虫为主，不吃死虫。据研究野生蛤蚧的食物以鞘翅目金龟子类数量最多，其次是半翅目、膜翅目和直翅目昆虫如蝗虫、椿象、蜂、蚁等昆虫，此外还吃一些蜘蛛、小型蜗牛等。蟑螂也是蛤蚧喜食的食物。饲养房内凡有趋光习性的昆虫都能被诱虫灯光诱引入内，蛤蚧选吃蝗虫、蚱蜢、稻螟、玉米螟、蔗螟、蛾类、蝼蛄、小型金龟子等，而田鳖、推车虫、龙虱、大型金龟子则不食。喂以人工捕捉的昆虫比如蝗、蜢、蟑螂、蜻蜓、蝼蛄、蜂、蛾、蝶、天牛、蟋蟀、蜘蛛及鞘翅目昆虫的幼虫，蛤蚧都能吃。在极度饥饿情况下，蛤蚧甚至能吃泽蛙、花姬蛙、壁虎、小型河蟹和小型龙虱及小蛤蚧，试喂毛虫、虾、斗鱼、推车虫和大型金龟子均不吃。小蛤蚧能吃蚊子、苍蝇、蜘蛛、小飞蛾、蝇虎、小蟑螂等。

　　解决饲料的方法，灯诱捕捉，这是一种最有效的方法。有虫期和蛤蚧的主要活动取食期基本相一致，又与需要食物量最大的繁殖期相一致。除了饲养房挂灯诱虫之外，也可用干电池作为电源的黑光灯和普通油灯来收集昆虫。

　　蛤蚧能吃桑蚕和木薯蚕的幼虫、蛹和成虫，蚕子1～2厘米长时适合喂养小蛤蚧，蚕一面长大一面用来喂蛤蚧，用不完的，可让其做茧，然后剪取蛹，蛹可喂大蛤蚧。木薯蚕可全年饲养，蚕蛹和蚕蛾还可低温保存，保存期长达一两个月，需要时，可让其变蛾，蛾放在7～8℃的低温下，可保持一个月不死，随取随喂，相当方便。总之，养蚕喂蛤蚧是个好办法。饲养蟑螂和土鳖虫喂蛤蚧，一对蟑螂在广西南部一年可以繁殖400～1 000只以上的小蟑螂，由小蟑螂到大蟑螂均可作为饵料。蟑螂生命力强，容易饲养，但繁殖周期长，且产卵数相对较少。饲养可采用木箱，内钉些木板格，放些朽木，箱盖用窗纱，每隔数天投喂一次剩饭、菜、果皮、米糠、杂粉等，此外再给些饮水。蟑螂是蛤蚧最喜食的食物之一，土鳖虫繁殖较快，饲养方便，用瓦缸、木箱均可，食料与喂蟑螂差不多。大小蛤蚧要分开饲养，一般体长在90毫米左右时即可放入大蛤蚧房内饲养，小的蛤蚧如果与大蛤蚧混养易被吞食。在气温18～20℃时蛤蚧开始活动和摄食。

　　人工饲养条件下，饲料供应的充足与否直接影响蛤蚧的生长速度。

蛤蚧在夜间出来活动和摄食，在天黑以后，蛤蚧沿房顶缝隙进入活动场，此时将黑光灯开启，有趋光性的昆虫即迎光扑来，落入活动场内，蛤蚧即可捕食。一盏20瓦的黑光灯，诱捕昆虫的范围为200多米，一夜可诱捕上万只昆虫，这些昆虫可足够供400多条蛤蚧食用。如遇饲料不足时，可补充家蚕、蓖麻蚕、蟑螂和土鳖虫等。

可训练蛤蚧吃人工配制的饲料。在蛤蚧饥饿几天后用玉米粉、面粉、南瓜或红薯等加入适量的鱼粉、骨粉，调煮成稠糊状，傍晚涂在蛤蚧平时晚上活动觅食的铁丝网上或墙壁上，让其自由舔食。如果训练成功，不仅可以补充食物，而且能够在饲料中添加蛤蚧生长发育所需要的各种营养成分，以及预防和治疗疾病的各种药物。饲养蛤蚧的饲料必须以昆虫为主，植物性饲料会造成营养不良，影响生长发育和繁殖。

❖ 3. 温度和湿度

蛤蚧的耐寒性较差，也不抗热，一般存活的温度需在8℃以上，15℃以上才能活动，17~18℃以上开始摄食，22~32℃左右最活跃。由于个体之间有体质强弱之差，因此耐寒性也各不相同。健壮的个体即使在室温5℃时也不致死亡，而瘦弱个体在10~13℃都会被冻死，幼小蛤蚧的耐寒力则更差，一般不能忍受低于13℃的气温，因此在冬季和早春要做好防寒保暖工作。将门窗关严，使寒风不能侵入；蛤蚧栖息的地方可挂麻袋片，必要时可烧木炭火盆增温，以保持室温不低于13℃，使蛤蚧不致冻死。直到惊蛰或春分，蛤蚧才再度开始活动。如果冬季室温提高到20℃以上时，可喂蚕虫、蟑螂和土鳖虫等，如果不给饲料，蛤蚧将消耗体内营养，会很快消瘦，抗寒能力也会随之降低，易于死亡。小蛤蚧抗寒能力弱，管理中更应特别注意。

夏季，当室温上升到32℃以上时，除应泼水降温，增强遮阴设备外，还应在饲养房内增设饮水用具，供给饮水，或结合降温，在蛤蚧身上洒水。热天，蛤蚧喜欢湿润的环境，这时室内相对湿度最好保持在70%~80%之间。

4. 注意清洁卫生

除上述工作外，还应经常打扫室内卫生，及时除去死的昆虫和粪便。清洗饮水用具，换饮用水，保持洁净。夏季应保持通风，防霉防臭，防制病菌侵入。检查房内有无洞隙，蛤蚧是否健康，发现有病的蛤蚧应及时隔离。一般有病的蛤蚧主要表现在脚的吸附力差，喜欢单独在有光处或低处停留。

（五）蛤蚧的繁殖

蛤蚧的繁殖季节为3~8月份，4~5月是繁殖高峰。"雄为蛤，（鸣声亦然，因声而名），皮粗口大，身小尾长。雌性为蚧，皮细口尖身大尾小。雌雄相呼，屡日乃交。"蛤蚧雌雄外形差别明显：雄性体大而粗壮，头较大，颈和尾较细；雌性则相反，花纹稍粗，尾稍尖；雄性股部腹面有"∧"形排列的股孔，雌性没有。生殖期，雌性体后部膨大，更易鉴别。雄性尾部腹面紧靠泄殖腔处有两个椭圆形隆起，叫半阴茎囊，内有两个半茎（交接器），各有一个开口。用拇指和食指向泄殖腔方向压挤，可见半阴茎翻出体外。蛤蚧到3~4龄性发育成熟。繁殖时，雌雄比例20:1~30:1为宜。如果雄性过多，会互相争雌争食，咬断尾巴，从而降低了药用价值。繁殖方法为，将待产的雌体养在笼内，用纸格分开。纸格内贴上一层薄纸，让其产卵于纸上，便于扯下薄纸取卵，集中进行人工孵化，也可避免人工饲养蛤蚧的啃吃卵的可能。笼外用布遮光，使蛤蚧安静产卵。在产卵前半个月要多喂些昆虫。喂人工配合饲料时,要加些白糖、鱼粉、鸡蛋等以增加营养。蛤蚧每次产卵1对,产后可再发情交配,隔50天左右又可产卵1对,年产4对。其卵不需要雌雄孵化,在自然条件下,卵的自然孵化期较长,约90~250天。一般7月份以前产的卵可当年孵化,孵化期100天左右,7月份以后产的卵,一般要到第二年才孵化出。人工条件下,在相对湿度70%~80%,温度30~32℃的条件下,经70~80天即可孵出小蛤蚧。孵出的小蛤蚧要同大蛤蚧分开,以免被吃掉(人工孵化可避免大吃小)。6天以内,每天给小蛤蚧喂些白糖水。6天以后,喂些小昆虫。待其长到10厘米左右时,可放入饲养室饲养。早产出的卵如控制适宜的温度,可提早孵出小蛤蚧,当年可延长生长期,提高入冬后成活率。小蛤蚧经一年半时间的精心饲养,体长达30厘米左右可捕来加工干制。

(六)疾病的防治

附近农田喷洒农药时,应关掉黑光灯,以免蛤蚧吃带药昆虫而中毒。农药中毒的蛤蚧可出现昏迷、呕吐等症状,严重的数小时后死亡。中毒后应及时灌服相应的解毒药。

蛤蚧如发生口角炎和口腔炎,此为感染铜绿色假单胞菌所致。轻则厌食,口腔红肿发炎,重则口腔溃烂,张口困难,导致采食困难,因消瘦衰竭至死亡。如发现此病,应隔离治疗,可用0.5%呋喃钾溶液涂患处,并喂维生素B_1和维生素C,每天3次,每次2.5毫克。或用0.1%的高锰酸钾溶液对口腔、体表浸泡消毒,每5天1次,共3~5次,可取得较好的效果。

蛤蚧可患眼病,症状为眼膜红肿,走动不规则,身体逐渐消瘦,严重的可因衰竭而死亡。因此,可在平时的饲料中加一些维生素A、B

或加鱼肝油能起到一定的预防作用。

蛤蚧因五口虫感染后可患疲软病。症状表现为食欲不振，倦怠，全身软弱无力，活动少，最终可造成极度虚弱而死。为此，可喂食钙片或含钙多的物质增强体质，切断五口虫感染的途径而加以预防。

（七）采收加工

蛤蚧采集多选在5~9月间。

蛤蚧入药可生用，或制成各种成药，但活的蛤蚧不便运输和贮藏，所以需加工成蛤蚧干，加工工艺要求精细，需掌握一定技术。蛤蚧的加工方法，首先将活蛤蚧置地上，用锤子对准脑门轻击一下，使其昏死，然后将蛤蚧的额部挂于加工台上倒勾钉的一锋利铁钉上，钉尖露出台面15毫米左右。使腹部朝上，左手握住蛤蚧，右手持尖头利刀，刀口向上，刀尖自泄殖孔向前直切喉前部皮下。也可用剪刀从肛门剪至喉前部。刀口或剪口线不直，加工出的蛤蚧切口边缘就不直，从而影响规格和质量，除净内脏，勿伤内脏，不需清洗，用两根细竹条，竹条的长度约相当于四肢向左右伸展的长度，分别插入前肢和后肢，将四肢伸展开，用两根约1厘米宽的薄竹片高叉固定四肢的基部，使其挺直。再用两根薄竹片，长度相当于前后肢内侧的距离，两竹片并排在一起的宽度约等于竹片长度，下面一片后角修圆，将腹壁左右横撑开，以绷足为度。然后，用一根长于全身的扁竹条，沿背部内面直伸到头腹皮下，再用棉纸条将尾和扁竹条捆扎固定，以防尾折断。

加工场均建有烘炉，大小视加工数量而定。大烘炉一次可烘300~400条蛤蚧。烘炉结构简单，形式不一，只要能起到烘干作用就行，因此可以因陋就简，检查蛤蚧干，如果成灰色，眼全陷入，尾瘪，用手指击头部有响声表示已经足干。待凉取出，即成干蛤蚧。

将蛤蚧干按规格分大小等级,两条对合,用棉纸条扎尾,就成商品药材"对蛤蚧"。

干蛤蚧的等级,是由加工撑开后身体中部的宽度来决定的,所以撑工是重要的环节。作得好可提高蛤蚧的等级。

▲ 参考文献

唐振杰,李汉华,陈旻,等. 广西蛤蚧的分布及生态调查. 广西科学,1997,4(4):259~263

附录 便于记忆蛤蚧歌

[来　源]

　　蛤蚧动物守宫科，除去内脏入中药。

　　野生山岩或树洞，五至九月来捕捉。

[性状鉴别]

　　形似壁虎小鳞片，头成三角又稍扁。

　　背部灰褐或银灰，灰棕黄白成斑点。

　　细密小牙生颞缘，散有黄白灰绿斑。

　　四足五趾四爪勾，趾间有蹼及吸盘。

　　尾细而尖银灰环，质实而韧微腥咸。

[功效主治]

　　本品性味咸微温，补肺定喘壮腰肾。

　　适用虚劳咳逆喘，腰膝无力及阳痿。

[主产地]

　　主产广西南宁地，玉林柳州百色区。

[附　注]

伪蛤蚧的性状鉴别要诀如下：

　　　　　　　　它与蛤蚧相似形，不同之点叙述清。

　　　　　　　　牙齿生于颚内缘，并有大牙重特征。

　　　　　　　　不具吸盘闭眼睛，背部斑点色黄红。

　　　　　　　　尾长为身一二倍，注意鉴别要慎重。